Monographien aus dem
Gesamtgebiete der Psychiatrie

Springer
*Berlin
Heidelberg
New York
Barcelona
Budapest
Hongkong
London
Mailand
Paris
Singapur
Tokio*

Monographien aus dem
Gesamtgebiete der Psychiatrie

Herausgegeben von
H. Hippius, München · W. Janzarik, Heidelberg · C. Müller, Onnens (VD)

Band 78	**Dissexualität im Lebenslängsschnitt** Theoretische und empirische Untersuchungen zu Phänomenologie und Prognose begutachteter Sexualstraftäter Von K.M. Beier
Band 79	**Affekt und Sprache** Stimm- und Sprachanalysen bei Gesunden, depressiven und schizophrenen Patienten Von H.H. Stassen
Band 80	**Psychoneuroimmunologie psychiatrischer Erkrankungen** Untersuchungen bei Schizophrenie und affektiven Psychosen Von N. Müller
Band 81	**Schlaf, Schlafentzug und Depression** Experimentelle Studien zum therapeutischen Schlafentzug Von M.H. Wiegand
Band 82	**Qualitative Diagnostikforschung** Inhaltsanalytische Untersuchungen zum psychotherapeutischen Erstgespräch Von J. Frommer
Band 83	**Familiendiagnostik bei Drogenabhängigkeit** Eine Querschnittstudie zur Detailanalyse von Familien mit opiatabhängigen Jungerwachsenen Von R. Thomasius
Band 84	**Psychische Störungen bei Krankenhauspatienten** Eine epidemiologische Untersuchung zu Diagnostik, Prävalenz und Behandlungsbedarf psychiatrischer Morbidität bei internistischen und chirurgischen Patienten Von V. Arolt
Band 85	**Subsyndrome der chronischen Schizophrenie** Untersuchungen mit bildgebenden Verfahren zur Heterogenität schizophrener Psychosen Von J. Schröder
Band 86	**Kosten und Kostenwirksamkeit der gemeindepsychiatrischen Versorgung von Patienten mit Schizophrenie** Von H.J. Salize und W. Rössler
Band 87	**Psychosen des schizophrenen Spektrums bei Zwillingen** Ein Beitrag zur Frage von Umwelt und Anlage in der Ätiologie „endogener" Psychosen Von E. Franzek und H. Beckmann

Ernst Franzek · Helmut Beckmann

Psychosen des schizophrenen Spektrums bei Zwillingen

Ein Beitrag zur Frage von Umwelt und Anlage in der Ätiologie „endogener" Psychosen

Mit 3 Abbildungen und 39 Tabellen

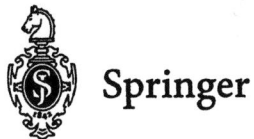

Springer

Priv. Doz. Dr. med. Ernst Franzek
Prof. Dr. med. Dr. h.c. Helmut Beckmann
Psychiatrische Klinik
der Universität Würzburg
Füchsleinstraße 15
97080 Würzburg

ISBN-13: 978-3-642-72272-1 e-ISBN-13: 978-3-642-72271-4
DOI: 10.1007 / 978-3-642-72271-4

Die Deutsche Bibliothek - CIP-Einheitsaufnahme
Franzek, Ernst: Psychosen des schizophrenen Spektrums bei Zwillingen: ein Beitrag zur Frage von Umwelt und Anlage in der Ätiologie „endogener Psychosen" / Ernst Franzek; Helmut Beckmann. - Berlin; Heidelberg; New York; Barcelona; Budapest; Hongkong; London; Mailand; Paris; Singapur; Tokio: Springer, 1998
(Monographien aus dem Gesamtgebiete der Psychiatrie; Bd. 87)
ISBN-13: 978-3-642-72272-1

Dieses Werk ist urheberrechtlich geschützt. Die dadurch begründeten Rechte, insbesondere die der Übersetzung, des Nachdrucks, des Vortrags, der Entnahme von Abbildungen und Tabellen, der Funksendung, der Mikroverfilmung oder der Vervielfältigung auf anderen Wegen und der Speicherung in Datenverarbeitungsanlagen, bleiben, auch bei nur auszugsweiser Verwertung, vorbehalten. Eine Vervielfältigung dieses Werkes oder von Teilen dieses Werkes ist auch im Einzelfall nur in den Grenzen der gesetzlichen Bestimmungen des Urheberrechtsgesetzes der Bundesrepublik Deutschland vom 9. September 1965 in der jeweils geltenden Fassung zulässig. Sie ist grundsätzlich vergütungspflichtig. Zuwiderhandlungen unterliegen den Strafbestimmungen des Urheberrechtsgesetzes.

© Springer-Verlag Berlin Heidelberg 1998
Softcover reprint of the hardcover 1st edition 1998

Die Wiedergabe von Gebrauchsnamen, Handelsnamen, Warenbezeichnungen usw. in diesem Werk berechtigt auch ohne besondere Kennzeichnung nicht zu der Annahme, daß solche Namen im Sinne der Warenzeichen- und Markenschutz-Gesetzgebung als frei zu betrachten wären und daher von jedermann benutzt werden dürften.

Umschlaggestaltung: Design & Production
Satz: Reproduktionsfertige Autorenvorlage
Herstellung: Renate Münzenmayer

SPIN 10684660   25/3135-5 4 3 2 1 0 - Gedruckt auf säurefreiem Papier

Danksagung

Herrn PD Dr. A. Schmidtke und PD Dr. W. Strik sprechen wir unseren Dank aus für die statistische Beratung und die Durchführung der statistischen Analysen.

Herrn PD Dr. G. Jungkunz, Direktor des Nervenkrankenhauses Lohr/Main und Herrn Dr. Schottky, Direktor des Nervenkrankenhauses Werneck, danken wir für die Erlaubnis die Krankenblattarchive Ihrer Kliniken nach den Zwillingsprobanden durchsehen zu dürfen und für Ihre gute Kooperation bei der Durchführung der Studie.

Der deutschen Forschungsgemeinschaft danken wir für die großzügige Förderung mit Sachbeihilfen, ohne die die Studie nicht möglich gewesen wäre.

Allen Zwillingsprobanden und deren Angehörigen danken wir für die Bereitschaft an der Studie mitzuwirken.

Vorwort

Die moderne Hirnforschung hat in den letzten Jahrzehnten mit den ihr zugewachsenen Methoden in Bildgebung, Biochemie, Pharmakologie und Histologie gewaltige Fortschritte machen können. Trotzdem ist es nicht recht gelungen, dies für eine naturwissenschaftlich begründete, empirisch überprüfbare Psychiatrielehre zu nutzen. Primär gilt das vor Jahrzehnten von Oskar Kolle geäußerte Wort vom „Delphischen Orakel" der endogenen Psychosen.
Eine der Ursachen für den Stillstand auf dem Gebiet der Psychiatrieforschung ist sicher die uneinheitliche Diagnostik, die nun in fast regelmäßigen Abständen durch Abstimmung und Konsens von Experten erarbeitet wird und gleichsam als obligatorischer Kanon weltweit erscheint. Im Vordergrund steht dabei stets der Anspruch einer Reliabilität unter verschiedenen Untersuchern, oft jedoch unter Preisgabe einer hinreichenden Validität.

Diesen Klassifikationsschemata steht die auf klinisch-empirischen Boden gewachsene und auf hochdifferenzierten Krankheitsbeschreibungen basierende Klassifikation der endogenen Psychosen nach Leonhard gegenüber. Im Gegensatz zu den operationalisierten Diagnosesystemen kann hier eine bestimmte Diagnose nur dann gestellt werden, wenn *alle,* und vor allem die charakteristischen Symptome eines Krankheitsbildes, eindeutig vorliegen. Die endogen Psychosen mit sogenannter „schizophrener Symptomatik" werden nach der Leonhard Klassifikation in drei große Krankheitsgruppen unterteilt, die wiederum jeweils umschriebene klinische Krankheitsbilder umfassen, die zykloiden Psychosen, die unsystematischen und die systematischen Schizophrenien. Eine Reihe neuerer Forschungsergebnisse deuten auf die nosologische Eigenständigkeit dieser Krankheitsgruppen hin.

Ein von der Weltliteratur bisher unbeachteter Befund veranlaßte uns jetzt, die Herausforderung und die damit verbundenen großen Mühen einer systematischen Zwillingsstudie anzunehmen und dabei auch die Leonhard Klassifikation zu berücksichtigen. Leonhard hatte berichtet, daß in einer großen Anzahl endogen psychotischer eineiiger Zwillingsprobanden, die er während seines Lebens zu Gesicht bekommen hatte, kein einziger Proband mit einer systematischen Schizophrenie vorkam. Bei seinen zweieiigen Probanden war diese Krankheit dagegen in der statistisch zu erwartenden Häufigkeit aufgetreten. Er stellte daraufhin die These auf, daß durch den engen zwischenmenschlichen Kontakt, den eineiige Zwillinge in der Regel haben, wenn sie gemeinsam aufwachsen, diese schweren irreversiblen Krankheiten verhütet werden könnten und, daß im Gegensatz dazu, ein Mangel an Kommunikation, in für die menschliche Psyche sensiblen Entwicklungsphasen, zu diesen Krankheiten prädestinieren kann. Es darf hier schon vorweggenommen werden, daß es uns nicht gelang, trotz systematischer Rekrutierung der Index-Zwillinge, Leonhards Befund zu widerlegen. Wir sehen dies als eine Herausforderung in der Schizophrenieforschung an und wünschen, daß dogmatisch und ideologische Vorbehalte gegen die Klassifikation der endogenen Psychosen von Kleist und Leonhard fallen gelassen werden und in eine ernsthafte wissenschaftliche Diskussion eingetreten wird. Das Spektrum von Psychosen mit schizophrener und schizophrenieähnlicher Symptomatik scheint kein Krankheitskontinuum zu sein, sondern aus verschiedenen Untergruppen mit ganz unterschiedlichen genetischen, somatischen und psychosozialen Ursachen zu bestehen. Die vorliegende Zwillingsstudie ist ein weiterer Hinweis dafür, daß wahrscheinlich erst durch eine exakte klinisch-psychopathologische Differenzierung der psychiatrischen Krankheitsbilder und deren jeweils gezielte wissenschaftliche Untersuchung wirklich neue Erkenntnisse im Bereich der endogenen Psychosen erzielt werden können.

Würzburg, 1998
Ernst Franzek
Helmut Beckmann

Inhaltsverzeichnis

1 Einleitung 1
   1.1 Das diagnostische Dilemma in der Psychiatrie 1
   1.2 Die Erbe-Umwelt-Kontroverse 2
   1.3 Methoden der klinischen Genetik in der Psychiatrie 4

2 Allgemeines über Zwillingsentstehung 5
   2.1 Biologie der Zwillingsentstehung 5
       2.1.1 Eineiige und zweieiige Zwillinge 5
       2.1.2 Die Auswirkung intrauteriner Milieuunterschiede 6
   2.2 Häufigkeit von Zwillingsgeburten 7
       2.2.1 Häufigkeit eineiiger Zwillinge 8
       2.2.2 Häufigkeit zweieiiger Zwillinge 8
       2.2.3 Rückgang zweieiiger Zwillingsgeburten
             in zivilisierten Ländern 9

3 Die Zwillingsmethode in der Forschung 11
   3.1 Soziale Besonderheit der Zwillingssituation 11
   3.2 Die methodischen Grundlagen der Zwillingsforschung 12
       3.2.1 Die klassische Zwillingsforschung 12
       3.2.2 Methodische Varianten 14
       3.2.3 Begriffsdefinitionen 14
   3.3 Die klassischen Zwillingsstudien in der Schizophrenieforschung 18
       3.3.1 Krankheitsschwere und Konkordanzraten 22
       3.3.2 Konkordanz/Diskordanz und familiäre Häufung 24
       3.3.3 Konkordanz/Diskordanz und Händigkeit 24
       3.3.4 Konkordanzrate zweieiiger Zwillinge und Erkrankungsrate
             anderer Geschwister 25
       3.3.5 Getrennt aufgewachsene eineiige Zwillinge 25
       3.3.6 Schizophreniehäufigkeit bei Zwillingen 26
   3.4 Studien mit eineiigen Zwillingspaaren
       diskordant für Schizophrenie 27
       3.4.1 Pränatale Entwicklungsstörungen 27
       3.4.2 Peri-/postnatale Befunde 27
       3.4.3 Neuroradiologische Befunde 28

	3.4.4 Biochemische und andere Befunde	30
	3.4.5 Präpsychotische Persönlichkeitsunterschiede	32
	3.4.6 Kinder diskordanter eineiiger Zwillinge	32
3.5	Leonhards Zwillingsbefunde	33

4 Eigene Fragestellung 35

5 Methodik einer systematischen Zwillingsstudie 37
   5.1 Methodik der Zwillingserhebung und Eiigkeitsbestimmung 37
   5.2 Methodik der psychiatrischen Diagnostik 38
   5.3 Festlegung der Kriterien für Konkordanz/Diskordanz 39
      5.3.1 Kriterien für Konkordanz/Diskordanz im DSM-III-R 39
      5.3.2 Kriterien für Konkordanz/Diskordanz in der ICD 10 40
      5.3.3 Kriterien für Konkordanz/Diskordanz in der Leonhard Klassifikation 41
   5.4 Auswahl von weiteren Untersuchungsvariablen 42

6 Ergebnisse 45
   6.1 Ergebnisse der Zwillingserhebung und der Eiigkeitsbestimmung 45
   6.2 Die psychiatrischen Diagnosen 46
   6.3 Demographische Daten der Probanden 48
      6.3.1 Lebensalter, Erkrankungsalter und Krankheitsdauer 48
      6.3.2 Soziale Lebenssituation (Schule, Beruf, Familienstand) .. 50
   6.4 Die Konkordanzraten 55
      6.4.1 Paarweise Berechnung der Konkordanzraten 57
      6.4.2 Probandenweise Berechnung der Konkordanzraten 59
   6.5 Kurzkasuistiken mit Familienanamnese 62
      6.5.1 Eineiige konkordante Paare 62
      6.5.2 Eineiige diskordante Paare 73
      6.5.3 Zweieiige konkordante Paare 78
      6.5.4 Zweieiige diskordante Paare 85
   6.6 Zusammenfassung der Familienbefunde 100
   6.7 Geburtsanamnese im Intrapaar Vergleich 104
   6.8 Die Rollenverteilung in der Paarsituation 106
   6.9 Die Händigkeit der Probanden 107

7 Diskussion 109
   7.1 Rollenverteilung (dominant/untergeordnet) und Händigkeit 110
   7.2 Vergleichbarkeit von Diagnosen 110
   7.3 Demographische Daten im polydiagnostischen Vergleich 111
   7.4 Die unterschiedliche genetische Disposition 113

7.5	Das Fehlen von schizophrenen Untergruppen bei eineiigen Zwillingen	115
7.6	Der Einfluß von Schwangerschafts- und Geburtskomplikationen	117
7.7	Die Rolle pränataler Entwicklungsstörungen	119

8 Zusammenfassung 123

9 Schlußfolgerung 127

10 Anhang mit Übersichtstabellen 129

Literaturverzeichnis 151

Sachverzeichnis 163

1 Einleitung

1.1
Das diagnostische Dilemma in der Psychiatrie

Von Anfang an ist die Geschichte der Psychiatrie geprägt durch den „Streit" führender Vertreter des Fachgebietes über die diagnostischen Auffassungen. So unterschied *Heinroth* (1773-1843) 48 verschiedene Diagnosen von Seelenstörungen, während *Neumann* (1814-1884) in seinem Lehrbuch der Psychiatrie schreibt: „Es gibt nur eine Art Seelenstörung. Wir nennen sie das Irresein." Lange Zeit fehlte jede Übereinstimmung für eine systematische Ordnung seelischer Krankheiten. Schließlich schuf *Kraepelin* (1856-1926), aufbauend auf dem Grundgedanken *Kahlbaums* (1828-1899) von einer klinisch orientierten Forschungsmethode, ein diagnostisch-nosologisches Klassifikationsschema indem er die endogenen Psychosen in zwei große Formenkreise, die manisch-depressive Krankheit und die Dementia praecox, aufteilte. Diese Dichotomie basierte hauptsächlich auf der unterschiedlichen Prognose der beiden Formenkreise: günstige Prognose bei der manisch-depressiven Krankheit und ungünstige Prognose bei der Dementia praecox. Den Begriff der manisch-depressiven Krankheit faßte *Kraepelin* sehr weit. Er sah darin auch keine einheitliche Krankheit im eigentlichen Sinne, sondern „eine aus gemeinsamer Wurzel erwachsene Krankheitsgruppe mit fließenden Übergängen zwischen den einzelnen Formen" (*Kraepelin 1909*). *Kraepelins* Paradigma einer Dichotomie der endogenen Psychosen beherrschte über Jahrzehnte die psychiatrische Forschung. Durch die Einführung des Schizophreniebegriffes durch *Bleuler* (1857-1939) ging aber bereits frühzeitig die diagnostisch-prognostische Dichotomie verloren. Bleulers „Gruppe der Schizophrenien" umfaßte sowohl günstig als auch ungünstig verlaufende Psychosen: „...Bald zeigte sich aber, daß viele Krankheiten, die sich im psychopathologischen Bild von den zu „Verblödung" führenden Psychosen nicht unterscheiden ließen, eine gute Prognose haben, ähnlich wie das manisch-depressive „Irre-sein". Es mußte ein Begriff geschaffen werden, der die Krankheitsbilder mit gleichartiger Symptomatologie zusammenschloß, auch wenn sie zum Teil in Heilung, zum Teil in Defekt, zum Teil in „Verblödung" ausgingen" (*Bleuler 1911*). Die sich daraus ergebenden Folgen für die psychiatrische Forschung faßte *Gruhle* (1880-1958) 1932 resignierend zusammen: „Es ist etwas entmutigend zu sehen, daß jene Kontroversen, die sich 1800 - 1850 abspielten, sich fast unverändert 1900 - 1930 wiederholen, nur daß sich dieselben Gedanken nicht mehr mit dem Irresein schlechtweg, sondern mit den drei endogenen Psychosen (ideopathische Epilepsie, das manisch-depressive Irresein, die Schizophrenie) und zumal ihrem Hauptstück, der Schizophrenie, beschäftigen".

In den letzten Jahren versucht man dieses Dilemma durch eine atheoretische, operationalisierte Diagnostik zu lösen. Es soll dabei ausschließlich auf der Syndromebene klassifiziert werden, ohne daß damit irgendwelche theoretischen Krankheitsvorstellungen verbunden sind. Das ist zwangsläufig mit der Aufgabe des nosologischen Konzeptes verbunden. Das drückt sich auch darin aus, daß im *"Diagnostic and Statistical Manual of Mental Disorders, Third Edition, Revised (DSM-III-R)* und *Fourth Edition (DSM IV)"* der American Psychiatric Association und ebenso in der *"Tenth Revision of the International Classification of Diseases (ICD 10)"* der Weltgesundheitsorganisation der Krankheitsbegriff weitgehend durch den Begriff der "Störung" ersetzt wurde. Der dadurch bis heute erreichte Stand der Schizophrenieforschung wird von *Parnas* (1990) ähnlich pessimistisch wie von *Gruhle* in einem Satz zusammengefaßt: „We have now at our disposal, powerful genetic, biochemical, and brain-imaging technology. Nevertheless, there is an increased gap between these developments and the growth in our understanding of the etiology of schizophrenia...".

Abseits von dieser Entwicklung führte *Leonhard* (1904-1988) die klinisch-empirische Forschungsrichtung weiter. Ausgehend von der physiologisch-psychologischen Sichtweise *Wernickes* (1848-1905) und der neuropathologisch-psychopathologischen Sichtweise *Kleists* (1879-1960), integrierte er *Kraepelins* ätiologisch-prognostisches Konzept und schuf eine höchst differenzierte Nosologie der endogenen Psychosen (*Leonhard 1956, 1995*). Dabei behielt er Kraepelins prognostische Dichotomie bei, unterteilte die großen Formenkreise aber in verschiedene eigenständige Krankheitseinheiten. *Kraepelins* manisch-depressiver Formenkreis wurde unterteilt in die monopolar phasischen Psychosen, die bipolar phasischen Psychosen (manisch-depressive Krankheit im engeren Sinn) und die zykloiden Psychosen. Die Dementia praecox wurde in die nach *Kleist-Leonhard* nosologisch eigenständigen unsystematischen und systematischen Schizophrenien aufgeteilt (Abb. 1). Damit stehen der Psychiatrie heute voneinander völlig unabhängige Klassifikationssysteme psychischer Krankheiten zur Verfügung, einmal atheoretische, auf „Expertenkonsens" basierende operationalisierte Systeme, zum anderen die klinisch-empirisch begründete Nosologie der *Wernicke-Kleist-Leonhard Schule*.

1.2
Die Erbe - Umwelt - Kontroverse

Schon in den Anfängen der Psychiatrie als medizinische Disziplin hat man die Bedeutung von Vererbung und Umwelt an der Entstehung von Geisteskrankheiten erkannt. Bereits *Philippe Pinel* (1745-1826), einer der Pioniere der Psychiatrie, nannte bei den Ursachen der Geisteskrankheiten Vererbung, daneben Erziehung, Unregelmäßigkeiten in der Lebensweise und Passionen (*Ackerknecht 1985*). In der weiteren Entwicklung war es dann vom jeweiligen Zeitgeist abhängig, ob mehr die Vererbung oder mehr die Umweltfaktoren ins Zentrum des wissenschaftlichen In-

	gute Langzeitprognose	schlechte Langzeitprognose	
Kraepelin:	Manisch-depressive Krankheit	Dementia praecox	

	gute Langzeitprognose		schlechte Langzeitprognose	
Leonhard:	Affektive Psychosen	Zykloide Psychosen	Unsystematische Schizophrenien	Systematische Schizophrenien

	gute Langzeitprognose	schlechte Langzeitprognose
Bleuler:	Manisch-depressive Krankheit	G r u p p e der S c h i z o p h r e n i e n

Abb. 1. *Leonhard* behält in seiner Klassifikation der endogenen Psychosen *Kraepelins* Dichotomie in im Langzeitverlauf prognostisch günstige und prognostisch ungünstige Psychosen bei. *Bleulers* Ausweitung des Schizophreniebegriffes, der jetzt auch die zykloiden Psychosen nach *Leonhard* mit einschließt, macht eine prognostische Diagnostik unmöglich.

teresses gerückt wurden. Die Erfahrung hat jedoch gezeigt, daß jede ausschließliche Betonung nur eines der beiden Anteile zwangsläufig in einer Sackgasse endet. Unter der Überschrift „Wege und Irrwege der Genetik in der Psychiatrie" hat *Propping* nochmal eindrücklich ausgeführt, in welche Abgründe von ideologisch motivierter Unmenschlichkeit eine allzu einseitige wissenschaftliche Betrachtungsweise führen kann (*Propping 1989*). Letztlich ist es keine neue Erkenntnis, sondern eine Rückbesinnung auf die Ausgangslage wenn *Zerbin-Rüdin* feststellt, daß bei der Entstehung psychischer Störungen nicht „Körper oder Seele" und „Anlage oder Umwelt" die Frage ist, sondern „Körper und Seele" und „Anlage und Umwelt" (*Zerbin-Rüdin 1974*). Es hat auch keinen Sinn und ist „ganz künstlich und unbiologisch" (*Propping 1989*), feststellen zu wollen, welchen genauen Prozentanteil Vererbung oder Umwelt haben. Dazu ist der Phänotyp, das Erscheinungsbild, viel zu weit entfernt vom Genotyp, dem Erbbild des Menschen. Die äußerlich sichtbaren menschlichen Merkmale haben meist von der genetischen Anlage bis hin zur endgültigen phänomenologischen Ausgestaltung zahllose Reaktionen und Zwischenstufen durchlaufen. Der Ebene des sichtbaren Phänotyps ist die Ebene der Genprodukte (Proteine), dieser die Ebene der Chromosomen und dieser schließlich die Ebene der Gene (DNS-Ebene) vorgeschaltet (*Propping 1984*). Darüberhinaus gibt es vererbte Merkmale, die sehr umweltstabil sind (z.B. die Körpergröße), während andere wiederum sehr umweltlabil (z.B. das Körpergewicht) sind.

Für eine genaue Ursachen- und Therapieforschung bei psychischen Erkrankungen ist es andererseits aber unabdingbar herauszufinden, welchen Stellenwert die Vererbung bzw. Umweltfaktoren haben, ob z.B. eine ererbte Anlage nur bei bestimmten Umweltkonstellationen hervortritt oder andererseits vielleicht bestimmte Umweltkonstellationen die klinische Manifestation einer Erbanlage verhindern können.

1.3
Methoden der klinischen Genetik in der Psychiatrie

Die klinische Genetik untersucht genetische Variabilität auf der Ebene des Phänotyps, d.h. eigenständige Krankheiten müssen erst als solche klinisch erkannt und in ihrem Symptommuster beschrieben und abgegrenzt werden. Erst wenn dieser Schritt erfolgt ist, ist es sinnvoll auf der Genprodukt-, Chromosomen- und/oder Gen-Ebene weiter zu forschen. Die klinische Genetik in der Psychiatrie basiert im Wesentlichen auf Familien-, Adoptions- und Zwillingsuntersuchungen. Die familiäre Häufung von bestimmten Erkrankungen deutet auf Erblichkeit hin, auch wenn dies keinen absoluten Beweis darstellt. Die Krankheit könnte ja auch aus einer auf alle Mitglieder einer Familie gleichermaßen einwirkenden pathogenen Umwelt resultieren. Andererseits spricht das sporadische Auftreten einer Krankheit in einer Familie wiederum nicht grundsätzlich gegen Erblichkeit. Eine fehlende oder kleine Geschwisterzahl oder z.B. ein seltener rezessiver Erbgang könnte die Ursache sein (*Zerbin-Rüdin 1974*).

Adoptionsstudien stellen einen eleganten Ansatz dar, den Einfluß des Familienmilieus und den Anteil der Vererbung auf die Entstehung von psychischen Krankheiten gezielt zu trennen. Dabei kommen im Wesentlichen drei Strategien zur Anwendung:

1. Es werden Kinder von erkrankten Eltern untersucht, die bei gesunden Adoptiveltern aufgewachsen sind. Als Kontrolle dienen Adoptivkinder gesunder biologischer Eltern.

2. Es wird die Erkrankungshäufigkeit der biologischen Eltern mit Adoptiveltern bei früher adoptierten und jetzt erkrankten Personen verglichen.

3. Es werden Kinder von gesunden biologischen Eltern untersucht, die bei erkrankten Adoptiveltern aufgewachsen sind. Als Kontrolle dienen Adoptivkinder gesunder biologischer Eltern, deren Adoptiveltern auch gesund sind.

Ein wesentlicher Einwand gegen die Adoptionsmethode ist, daß weder Eltern, die Kinder zur Adoption freigeben, noch Eltern, die Kinder adoptieren, eine der Normalbevölkerung vergleichbare Population darstellen. Der Einfluß genetischer Faktoren wird in Adoptionsstudien folglich eher unterschätzt, da auch bei den Kontrollkollektiven mit einer höheren Rate an psychischen Auffälligkeiten zu rechnen ist (*Propping 1989*).

Die Zwillingsforschung ist Gegenstand der eigenen Untersuchung und wird in den folgenden Kapiteln ausführlich erläutert.

2 Allgemeines über Zwillingsentstehung

Die Einführung der Zwillingsmethode in die klinische Genetik wird zumeist auf *Galton* zurückgeführt (1876). Nach *Vogel und Motulsky* hat jedoch *Galton* die wesentliche Grundlage der Methode, nämlich die Existenz von zwei verschiedenen Zwillingstypen noch nicht richtig erkannt. Über die Unterscheidung von eineiigen und zweieiigen Zwillingen hat dagegen *Dareste* bereits 1874 vor der Société d'Antropologie berichtet (*Vogel und Motulsky 1986*).

2.1
Biologie der Zwillingsentstehung

2.1.1
Eineiige und zweieiige Zwillinge

Zweieiige Zwillinge entstehen dadurch, daß zwei Eizellen im selben Zyklus der Frau ovuliert sind und von zwei verschiedenen Spermien befruchtet werden. Damit haben zweieiige Zwillinge wie ganz normale Geschwister ungefähr die Hälfte ihrer Gene aufgrund der Abstammung gemeinsam. Bei zweieiigen Zwillingen hat immer jeder Paarling sein eigenes Chorion und seine eigene Amnionhöhle mit umgebender Membran. Abhängig von der Entfernung, in der sich die beiden Embryos im Uterus inplantieren, kann die Plazenta getrennt oder vereinigt sein. Falls die Plazenta vereinigt ist, bestehen die trennenden Membranen, aus Amnion-Chorion-Chorion-Amnion. Eineiige Zwillinge entstehen dadurch, daß sich eine befruchtete Eizelle in einem frühen Embryonalstadium in zwei genetisch völlig identische Tochterindividuen teilt. Es handelt sich dabei um eine Art ungeschlechtlicher Vermehrung. Dies ist bis etwa 2 Wochen nach der Befruchtung möglich. Wenn sich die befruchtete Eizelle bis zum Morulastadium bereits vor der Ausdifferenzierung des Trophoblasts (bis ca. 5. Tag nach der Befruchtung) teilt, haben die Zwillinge jeweils ein eigenes Chorion und ein eigenes Amnion und die trennende Membran besteht aus Amnion-Chorion-Chorion-Amnion. Diese eineiigen Zwillinge haben die gleichen intrauterinen Bedingungen wie zweieiige Zwillinge und sind embryologisch von diesen auch nicht zu unterscheiden. Erfolgt die Teilung der Eizelle erst nach dem Morulastadium, aber vor der Differenzierung des Amnions (zwischen dem 5. und ca. 10.Tag nach der Befruchtung) haben die Zwillinge ein gemeinsames Chorion aber jeweils ein eigenes Amnion. Die trennende Membran besteht jetzt aus Amnion-Amnion. Bei einer Teilung erst nach der Differenzierung des Amnion (nach dem 10. Tag nach der

Befruchtung) haben die Zwillinge ein gemeinsames Chorion und ein gemeinsames Amnion, d.h. es existiert in diesem Fall keine trennende Membran zwischen den Individuen (Abb.2). Zwillinge mit jeweils eigenem Chorion und Amnion können also sowohl zweieiig als auch eineiig sein. Etwa ein Drittel der eineiigen Zwillinge gehören diesem Typ an. Zwillinge mit einem gemeinsamen Chorion sind dagegen immer eineiig. Diese haben meistens ein getrenntes Amnion. Nur ein kleiner Teil der monochorialen Zwillinge (ca. 4%) hat auch ein gemeinsames Amnion (*Bulmer 1970*).

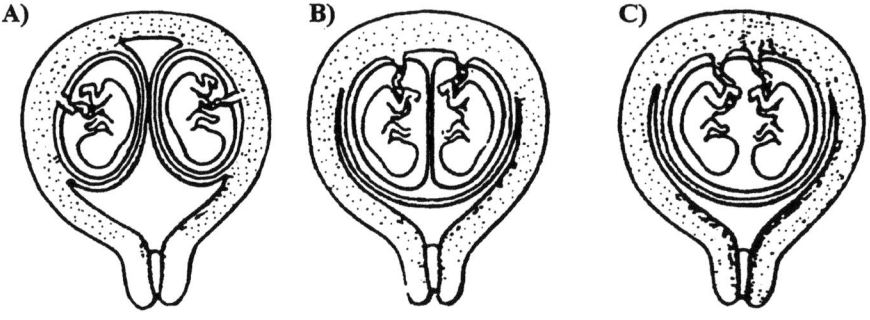

Abb. 2. (modifiziert nach *Langman* 1977)
A) Eineiige Zwillinge mit jeweils eigenem Chorion und Amnion. Die Teilung der befruchteten Eizelle erfolgte bereits vor Differenzierung des Trophoblasts (bis etwa 5.Tag nach der Befruchtung).
B) Eineiige Zwillinge mit gemeinsamen Chorion aber jeweils eigenem Amnion. Die Teilung der inneren embryonalen Zellmasse erfolgte nach dem Morulastadium, aber vor Differenzierung des Amnions (etwa 5.- 10. Tag nach der Befruchtung).
C) Eineiige Zwillinge mit gemeinsamen Chorion und Amnion. Die Teilung erfolgte erst nach Differenzierung des Amnions (nach dem 10.Tag nach der Befruchtung).

2.1.2
Die Auswirkung intrauteriner Milieuunterschiede

Eine für die späteren Überlegungen sehr wichtige Frage ist, ob eineiige und zweieiige Zwillinge verschiedene intrauterine Umweltbedingungen haben. *Gilmore et al.* (1996) fanden z.B. in einer retrospektiven Auswertung von Messungen mit Ultraschall, die während des zweiten Gestationstrimenon durchgeführt worden waren, bei eineiigen Zwillingen deutliche Unterschiede in der Gehirnentwicklung und in der Körpergröße. Es ist längst bekannt, daß Zwillinge signifikant häufiger angeborene Mißbildungen haben als Einzelkinder (*Benirschke und Kim 1973, Kohl und Casey 1975, Little und Bryan 1986*) und daß davon eineiige Zwillinge deutlich mehr betroffen sind als zweieiige Zwillinge (*Heady und Heasman 1959, Barr und Stevenson 1961, Stevenson et al. 1966*). Häufig finden sich die Mißbildungen auch nur bei einem der eineiigen Zwillingspartner (*Morison 1949, Fogel et al. 1965*). Ein spezifisches Mißbildungssyndrom liegt jedoch nicht vor. Das Mißbildungsrisiko ist u.a. erhöht für angeborene Herzfehler, Anencephalus, Lippen- und/oder Gaumenspalte (*Vogel und Motulsky 1986, Spellacy 1988*). Es ist auch bekannt, daß die perinatale Sterblichkeit von monochorialen Zwillingen ungefähr doppelt so hoch ist als die dichorialer Zwillinge (*Heady und Heasman 1959, Bulmer 1970*). Monochoriale Zwillinge sind immer eineiig (siehe 2.1.1.). In ungefähr 90% der monochorialen Plazenten existieren Verbindungen zwischen der Blutzirkulation beider Zwillinge. Im Falle von arterio-venösen Shunts, die nicht durch anderweitige Gefäßverbindungen kompensiert werden, blutet ein Zwilling langsam in den anderen und bewirkt das bekannte „Zwillings-Transfusions-Syndrom", das bei 15 - 30% der monochorialen Zwillinge in einem mehr oder weniger schweren Ausmaß vorliegt (*Rausen et al. 1965, Campion und Tucker 1973*). Bei dichorialen Zwillingen sind plazentare Gefäßverbindungen zwischen den beiden Zwillingen dagegen nur äußerst selten (*Nicholas et al. 1957*). Durch das „Transfusions-Syndrom" kann es zu einer chronischen Mangelversorgung mit Sauerstoff und anderen wichtigen Nährstoffen kommen. Ein Zwilling ist dabei klein und blaß mit erheblich vermindertem Hämoglobin und Serumproteinen und leidet oft an Hypoxie. Der andere ist groß und plethorisch und entwickelt häufig Herzinsuffizienz mit Hydrops und Polyhydramnion. Gewichtsunterschiede bis zu 1000g können auftreten. Das „Transfusions-Syndrom" wird zumeist als Hauptursache für die erhöhte prä- und perinatale Sterblichkeit und erhöhte Rate an angeborenen Mißbildungen monochorialer Zwillinge angesehen (*Rausen et al. 1965, Campion und Tucker 1973, Vogel und Motulsky 1986, Spellacy 1988*). Bei den monochorialen Zwillingen mit nur einem Amnion werden außerdem noch Nabelschnurverknotungen für deren hohe pränatale Mortalitätsrate verantwortlich gemacht (*Bulmer 1970*).

2.2
Häufigkeit von Zwillingsgeburten

Knapp jede 100. Geburt in Mitteleuropa ist nach *Propping* (1989) eine Zwillingsgeburt, so daß ca. jede 50. Person der Allgemeinbevölkerung einem Zwillingspaar angehört. Etwa 40% der Zwillinge sind eineiig, die übrigen 60% sind zweieiig. Die zweieiigen Zwillinge sind in etwa jeweils zur Hälfte gleichgeschlechtlich oder verschiedengeschlechtlich. Nach *Weinberg* (1902, 1909) werden die Häufigkeiten eineiiger und zweieiiger Zwillingsraten nach den folgenden Formeln geschätzt:

$$m = \frac{(G - U)}{N}$$

$$d = \frac{2U}{N}$$

m = eineiige (monozygote) Zwillingsrate
d = zweieiige (dizygote) Zwillingsrate
G = Zahl der gleichgeschlechtlichen Zwillinge
U = Zahl der verschiedengeschlechtlichen Zwillinge
N = Zahl aller Zwillingsschwangerschaften

Die Formeln beruhen auf der Annahme, daß das Geschlechterverhältnis 1:1 ist, was nicht ganz korrekt ist, da etwas mehr Jungen als Mädchen geboren werden. Auch scheinen gleichgeschlechtliche zweieiige Zwillinge etwas häufiger zu sein als verschiedengeschlechtliche. Der sich daraus ergebende Fehler wird jedoch als vernachlässigbar klein angesehen (*Bulmer 1970, Vogel und Motulsky 1986*). Die aus den Formeln berechenbaren Zwillingsraten basieren schließlich auf der Zahl aller Zwillingsschwangerschaften und nicht nur auf der Zahl der Zwillingsgeburten. Sie umfassen also Tot- und Lebendgeburten.

2.2.1
Häufigkeit eineiiger Zwillinge

Eineiige Zwillinge sind in allen ethnischen Gruppen annähernd gleich häufig (ca. 3,5 auf 1000 Geburten). *Propping* vermutet, daß die Rate der ungeschlechtlichen Teilung im frühen Embryonalstadium eine Naturkonstante sein könnte (*Propping 1989*). Nach *Bulmer* (1970) weisen Tierexperimente darauf hin, daß dieses Phänomen durch eine Entwicklungshemmung (z.B durch Sauerstoffmangel) in einem sehr frühen Embryonalstadium zustande kommen könnte. Letztlich bleibt die Ursache, die zur Entstehung eineiiger Zwillinge führt, bis heute jedoch unklar (*LaBuda et al. 1993*).

2.2.2
Häufigkeit zweieiiger Zwillinge

Während die Wahrscheinlichkeit eineiige Zwillinge zu bekommen für alle Frauen gleich groß ist, ist die Wahrscheinlichkeit zweieiige Zwillinge zu gebären von Frau zu Frau verschieden. Die relative Häufigkeit zweieiiger Zwillinge nimmt mit dem Alter der Mutter, mit einem Maximum zwischen dem 35. und 39. Lebensjahr, zu. Nach dem 39. Lebensjahr nimmt die Häufigkeit wieder ab (*McArthur 1953, Bulmer 1970, Krüger und Propping 1976*). Als eine mögliche Ursache hierfür wird das mit zunehmenden Alter der Frau erhöhte Gonadotropin FSH, das die Tendenz zu Mehrlingsschwangerschaften verstärkt, diskutiert. Die häufigen Mehrlingsschwangerschaften bei hormonbehandelten Frauen stützen diese Hypothese. Die verminderte Zwillingsrate in der letzten Phase der Reproduktionsfähigkeit der Frau wird auf den Rückgang der Fähigkeit zur Polyovulation trotz hoher FSH-Spiegel zurückgeführt (*Vogel und Motulsky 1986*). Unabhängig vom Alter der Frau erhöht sich der relative Anteil zweieiiger Zwillinge auch mit der Zahl der vorausgegangenen Geburten (*Bulmer 1970*). Außerdem nimmt man eine vererbte Disposition an, da zweieiige Zwillingsgeburten familiär gehäuft auftreten (*Weinberg 1909, Bulmer 1970*). Die familiäre Häufung geht dabei ausschließlich von der mütterlichen Seite aus. Männliche zweieiige Zwillinge oder Väter zweieiiger Zwillinge haben keine erhöhte Wahrscheinlichkeit Zwillinge zu zeugen. Auch die unterschiedliche Häufigkeit von zweieiigen Zwillingen bei verschiedenen ethnologischen Gruppen wird genetisch interpretiert. So liegt die Zwillingsrate der kaukasischen Population bei ca. 8 pro 1000 Geburten, während die Rate in der afrikanischen Population zum Teil fast doppelt so hoch, bei der asiatischen Population dagegen kaum halb so hoch ist (*Bulmer 1970, Propping und Krüger 1976, Vogel und Motulsky 1986*).

2.2.3
Rückgang zweieiiger Zwillingsgeburten in zivilisierten Ländern

Seit Mitte der 50er Jahre dieses Jahrhunderts wird in allen zivilisierten Ländern ein Rückgang von zweieiigen Zwillingsgeburten beobachtet. Das heute durchschnittlich jüngere Alter der Mütter wird hierfür nur als unzureichende Erklärung angesehen. Nach *Propping und Krüger* (1976) erscheint es plausibler die Ursache darin zu suchen, daß die Bedeutung einer mütterlichen Disposition zu erhöhter Fruchtbarkeit im Zeitalter der Geburtenkontrolle eine wesentlich geringere Rolle spielt als früher. Neuere Untersuchungen in Italien und den USA haben ergeben, daß sich die Geburtenrate zweieiiger Zwillinge seit den frühen 1980er wieder stabilisiert hat (*Allen und Parisi 1990*).

3 Die Zwillingsmethode in der Forschung

3.1
Soziale Besonderheiten der Zwillingssituation

Zwillinge stellen eine besondere soziale Gruppe dar (*Schepank 1974, 1993*). Sie sind offenbar weniger von einer Kommunikation mit der übrigen Umwelt abhängig, da sie, wenn sie gemeinsam aufwachsen, immer einen gleichaltrigen Partner haben. Diese Paarverbundenheit ist bei den eineiigen weit intensiver als bei den zweieiigen Zwillingen. Während eineiige Zwillinge häufig ein ausgeprägtes Streben nach Gleichheit und Identifikation zeigen, überwiegt bei zweieiigen Zwillingen ein mehr rivalisierendes Verhalten, verbunden mit der Tendenz, sich vom Partner unterscheiden zu wollen (*Bischoff 1959, Bracken 1969, Schepank 1993*). Allgemein scheint bei weiblichen eineiigen Zwillingen die Identifikation mit dem Partner stärker zu sein als bei männlichen Paaren (*Vogel und Motulsky 1986*). Es gibt jedoch auch eine nicht geringe Zahl von zweieiigen Zwillingen, die ebenfalls eine starke Paarverbundenheit sowie ein ausgeprägtes Gleichartigkeitsstreben aufweist. Umgekehrt können eineiige Zwillinge über eine geringe Paarverbundenheit und starkes Differenzierungsstreben verfügen (*Schmidt 1986*). Es kann sich sogar eine extreme Zwillingsfeindschaft entwickeln. Das Streben nach Gleichheit und/oder Verschiedenheit wird außerdem von der Umwelt beeinflußt. Früher war es viel häufiger der Fall, daß bei eineiigen Zwillingen die Gleichheit durch Kleidung u.a. zusätzlich betont wurde, während in jüngerer Zeit viele Erzieher mehr Wert auf die Heraushebung von Unterschieden legen (*Friedrich und Kabat vel Job 1986*).
Innerhalb eines Zwillingspaares besteht häufig eine bestimmte Rollenverteilung. Ein Zwilling ist oftmals der Sprecher und/oder der Dominierende in der Paarsituation, während sich der andere mehr unterordnet und unselbständiger ist. *Shields* (1962) untersuchte 44 Paare eineiiger Zwillinge, die getrennt aufwuchsen und verglich sie mit einer Kontrollgruppe von 44 Paaren eineiiger Zwillinge, die zusammen aufwuchsen. Er fand heraus, daß die Achse dominant/untergeordnet das am meisten unterscheidende Merkmal eineiiger Zwillinge darstellt. Interessanterweise fand *Shields* einen signifikanten Zusammenhang zwischen einem höheren Geburtsgewicht und der Führungsrolle im Paar (*Shields 1962*).
Von Verschuer konnte zeigen, daß ein sogenanntes Zwillingsschicksal, d.h. daß Erkrankung oder Tod eines eineiigen Zwillings automatisch das gleiche Schicksal beim Partner zur Folge hat, nur eine seltene Ausnahmeerscheinung ist. „Das individuelle Lebensschicksal bleibt unberechenbar" (*von Verschuer 1954*) und „die regelmäßige fotographische Gleichheit von Zwillingsschicksalen ist ein Märchen" (*Zerbin-Rüdin 1974*).

3.2
Die methodischen Grundlagen der Zwillingsforschung

3.2.1
Die klassische Zwillingsforschung

Die klassische Zwillingsforschung beruht methodisch auf dem Vergleich von eineiigen und zweieiigen Zwillingspaaren und setzt dabei für beide Zwillingstypen gleiche Umweltfaktoren voraus. Nach der *Galtonschen Regel* spricht für Erblichkeit, wenn eineiige Zwillinge in einem bestimmten Merkmal häufiger übereinstimmen als Zweieiige. Bei Nicht-Erblichkeit unterscheiden sich eineiige und zweieiige Paare in der Häufigkeit von Übereinstimmung (Konkordanz) oder Nichtübereinstimmung (Diskordanz) für das Merkmal nicht wesentlich. Alle phänomenologischen Unterschiede bei eineiigen Zwillingen werden auf die Einwirkung von Umwelteinflüssen zurückgeführt (*Zerbin-Rüdin 1980*). Diese Regel ist jedoch mit gewissen Einschränkungen zu betrachten. Ungünstige pränatale Bedingungen könnten bei eineiigen Zwillingen (siehe 2.1.2.) bei erblichen und auch nicht erblichen Krankheiten zu erhöhter Konkordanz wie auch zu erhöhter Diskordanz führen. Das Geburtsgewicht, sowie Schwangerschafts- und Geburtskomplikationen sollten deshalb bei Zwillingsstudien immer mitberücksichtigt werden (*Campion und Tucker 1973*). Auch für die Tatsache, daß ein Teil der eineiigen Zwillinge für eine Krankheit konkordant, ein anderer Teil dagegen diskordant ist, gibt es verschiedene Erklärungsmöglichkeiten: 1. Die Manifestation einer an sich erblichen Krankheit wird durch nicht genetische Faktoren erheblich beeinflußt, oder 2. Es existiert sowohl eine erbliche Form als auch eine nicht erbliche Form der Krankheit. Um dies unterscheiden zu können, ist es notwendig, das empirische Erkrankungsrisiko bei nahen Verwandten der konkordanten und diskordanten Paare zu vergleichen. Wenn es einen nicht genetischen Erkrankungstyp gibt, ist das Risiko zu erkranken bei Verwandten von diskordanten Paaren nicht höher als das Risiko der Normalbevölkerung. Wenn zur Manifestation der Krankheit erst nicht genetische Faktoren beitragen müssen, ist das Erkrankungsrisiko von Verwandten konkordanter und diskordanter Zwillinge annähernd gleich groß (*Vogel und Motulsky 1986*).

Der gegen die Zwillingsforschung immer wieder gebrachte Einwand, daß höhere Konkordanzraten bei monozygoten Zwillingen gegenüber dizygoten Zwillingen in erster Linie auf deren besondere Paarsituation zurückzuführen ist (siehe 3.1.), wurde von mehreren Autoren speziell untersucht. Die Ergebnisse einiger dieser Studien sind in *Tabelle 1* zusammengefaßt.

3.2.1 Die klassische Zwillingsforschung

Tabelle 1. Studien zur genetischen Interpretierbarkeit der Zwillingsmethode
(modifiziert nach *Kendler 1983* und *Propping 1989*)

Autor	Methode und Ergebnisse

Scarr (1968):
Untersucht wurde die Ähnlichkeit verschiedener Variablen beim Vergleich der tatsächlichen mit der vermeintlichen (Meinung der Eltern) Eiigkeit (52 EE-Paare): **EE, die für ZZ gehalten worden waren, wurden in fast allen Variablen als ähnlicher angesehen, als ZZ, die für EE gehalten worden waren.**

Munsinger und Douglass (1976):
Untersucht wurde die tatsächliche gegenüber der vermeintlichen Eiigkeit in Bezug auf die sprachliche Fähigkeit (74 Paare): **Das Ausmaß der Ähnlichkeit entsprach fast ganz der tatsächlichen, nicht der vermeintlichen Eiigkeit.**

Plomin et al. (1976):
Untersucht wurde der Zusammenhang zwischen äußerer Ähnlichkeit und Ähnlichkeit der Persönlichkeit bei gleichgeschlechtlichen Zwillingen (288 Paare): **Es fand sich bei EE-Paaren keine Korrelation zwischen den Variablen.**

Matheny et al. (1976):
Untersucht wurde der Zusammenhang zwischen äußerer Ähnlichkeit und der Ähnlichkeit in verschiedenen Leistungstests bei gleichgeschlechtlichen Zwillingen (191 Paare): **Es fand sich bei den EE keine Korrelation.**

Loehlin und Nichols (1976):
Untersucht wurde der Zusammenhang zwischen Ähnlichkeit der Umwelt in der Kindheit und Persönlichkeit sowie bestimmten Fähigkeiten (850 Paare): **Es fand sich keine Korrelation.**

Vandenberg und Wilson (1979):
Untersucht wurde der Zusammenhang zwischen dem Ausmaß der Ähnlichkeit von Zwillingen mit verschiedenen Leistungstests (45 EE, 37 ZZ): **Es fand sich keine Korrelation.**

Matheny (1979):
Untersucht wurde die Ähnlichkeit im Stanford-Binet IQ Test im Vergleich von vermeintlicher mit tatsächlicher Eiigkeit (172 Paare): **Die Ähnlichkeit im IQ hing nur von der tatsächlichen und nicht von der vermeintlichen Eiigkeit ab.**

Scarr und Carter-Saltzman (1979):
Untersucht wurde der Zusammenhang von Leistungs- und Persönlichkeitstests im Vergleich der tatsächlichen und der vermeintlichen (Meinung der Zwillinge) Eiigkeit (400 Paare): **Die Ähnlichkeit in den Testresultaten hing fast ausschließlich von der tatsächlichen Eiigkeit ab.**

Kendler und Robinette (1982):
Untersucht wurde die Korrelation zwischen äußerer Ähnlichkeit und Konkordanz für Schizophrenie (164 EE, von denen mindestens einer schizophren war): **Es fand sich keine Korrelation.**

Die Studien besagen im Wesentlichen, daß die Grundannahme der Zwillingsforschung, höhere Konkordanzraten bei monozygoten gegenüber dizygoten Zwillingen basieren auf einem überwiegend genetischen Einfluß, auch nach heutigen wissenschaftlichen Erkenntnissen weiterhin gültig ist. Ein anderer Einwand gegen die Zwillingsmethode ist, daß die absolute Erbgleichheit der eineiigen Zwillinge fraglich ist. Beim Menschen deutet jedoch nichts auf eine erbungleiche Teilung, wie sie bei niederen Lebewesen vorkommen kann, hin. Menschliche eineiige Zwillinge stimmen in allen untersuchten Erbmerkmalen überein (*Bulmer 1970, Zerbin-Rüdin 1980, Vogel und Motulsky 1986*).

3.2.2
Methodische Varianten

Interessante methodische Varianten der Zwillingsforschung sind:

Der Partnervergleich bei eineiigen Paaren: Bei eineiigen Partnern können genetische wie Umweltfaktoren kontrolliert werden, wobei ein Zwillingspartner stets als Kontrollperson fungiert.

Der Vergleich von Zwillingen mit anderen Geschwistern: Beim Vergleich von dizygoten Zwillingen mit anderen Geschwistern können soziale Faktoren des Zwillingsdaseins erforscht werden, da dizygote Zwillinge und Einlinge gleiche genetische Voraussetzungen haben, d.h. 50% gleiche Erbanlagen.

Der Vergleich von getrennt und gemeinsam aufgewachsenen eineiigen Zwillingen: Dies wird häufig als die "Krönung" der Zwillingsforschung angesehen, weil hier genetisch identische Personen in verschiedenen Umwelten heranwachsen. Dieses Ereignis ist allerdings sehr selten. Für die Schizophrenie z.B. errechnete *Propping* (1989) eine Wahrscheinlichkeit von 1:6.250.000, daß ein Individuum einem eineiigen Zwillingspaar angehört, an Schizophrenie erkrankt ist und in der frühen Kindheit von seinem Partner getrennt wurde.

3.2.3
Begriffsdefinitionen

Index-Zwilling und Ko-Zwilling: Als Index-Zwilling wird derjenige Zwillingsproband bezeichnet, der bei einer Erhebung, z.B. bei einer systematischen Durchsicht von Krankenakten, primär erfaßt wurde. Werden beide Partner eines Zwillingspaares primär erfaßt, sind auch beide Partner Index-Zwillinge. Wird nur ein Zwilling primär erfaßt, wird sein Partner Ko-Zwilling genannt, auch wenn er ebenfalls krank sein sollte.

Zygosität (Eiigkeitsdiagnose): Eineiige Zwillinge werden zumeist als monozygot (MZ) und zweieiige Zwillinge als dizygot (DZ) bezeichnet. Lange Zeit hemmten fehlende valide Methoden zur Zygositätsbestimmung die Zwillingsforschung bis es *Siemens* (1924) gelang mit einem „polysymptomatischen Ähnlichkeitsvergleich" eine reliable Methode zu entwickeln. Einen größeren Stellenwert haben heute jedoch Bestimmungen von genetischen Polymorphismen, wie Blutgruppenmerkmale (*Kabat vel Job 1986*) oder DNA-Polymorphismen (*Erdmann et al. 1993*). Besonders bei größeren Zwillingsstudien werden aber auch heute noch gelegentlich allein postalische Fragebögen angewendet, da viele Studien zeigen konnten, daß die Ergebnisse der Fragebogenmethode zu annähernd 95% mit der blutserologischen Methode übereinstimmen (*Cerderlöf et al. 1961, Nichols 1965, Torgersen 1979, Sarna und Kaprio 1980*).

Konkordanz und Diskordanz: Weisen beide Partner eines Zwillingspaares ein Merkmal (z.B. eine bestimmte Krankheit) auf, ist das Paar für dieses Merkmal (die Krankheit) konkordant (K). Findet sich das Merkmal (die Krankheit) nur bei einem Partner, so ist das Paar für das Merkmal (die Krankheit) diskordant (D). Bei der Konkordanzberechnung wendet man verschiedene Methoden an, die jeweils unterschiedliche Werte ergeben können. Man unterscheidet **paarweise, probandenweise** und **fallweise** Konkordanzraten (*Abb. 3*). Bei der **paarweisen Berechnung** wird einfach der Prozentanteil der konkordanten Paare aus der Gesamtzahl der untersuchten Paare berechnet. Bei der **probandenweisen Methode** geht man von der Zahl der bei der Zwillingserhebung primär erfaßten Index-Zwillinge aus. Sind beide Partner eines Paares Index-Zwillinge dann wird das Paar bei der Berechnung doppelt gezählt. Werden die Index-Zwillinge in einer systematischen Studie unabhängig voneinander erfaßt, ist die Probandenmethode die beste. Jede erfaßte Person geht hier mit dem ihr gebührenden Gewicht in die Berechnung ein und die errechnete Konkordanzrate ist unmittelbar mit den empirischen Wiederholungsziffern aus Familienuntersuchungen vergleichbar (*Allen et al. 1967, Slater und Cowie 1971, Allen und Hrubec 1979, Gottesman und Shields 1982, Propping 1989, McGue 1992*). Die paarweise Methode bietet den Vorteil der einfachen Berechnung und erlaubt die direkte Anwendung von statistischen Analysen (z.B. chi^2-Test). Wenn in einer Studie in allen Fällen nur ein Partner eines Paares Index-Zwilling ist, ergeben die paarweise und probandenweise Berechnung identische Konkordanzraten. Sind aber in einigen Fällen beide Partner eines Paares Index-Zwillinge, ist die probandenweise Konkordanzrate immer höher als die paarweise.

Bei der **fallweisen Berechnung** werden alle kranken Individuen, die einen kranken Partner haben, gezählt. Das ist dann unabhängig davon, ob sie primär erfaßt wurden, d.h. ob sie Index-Zwillinge sind oder nicht. Auf diese Weise werden automatisch alle konkordanten Paare doppelt gezählt. Die probandenweise und die fallweise Berechnung ergeben das gleiche Ergebnis, wenn alle Individuen der konkordanten Paare Index-Zwillinge sind.

3 Die Zwillingsmethode in der Forschung

Konkordante Paare
(K)

Diskordante Paare
(D)

A = Index-Zwilling
B = Kranker Ko-Zwilling
C = Gesunder Ko-Zwilling

```
A ─────── A          A ─────── C
A ─────── A          A ─────── C
A ─────── A          A ─────── C
A ─────── A          A ─────── C
A ─────── A          A ─────── C
A ─────── B          A ─────── C
A ─────── B          A ─────── C
A ─────── B          A ─────── C
A ─────── B          A ─────── C
A ─────── B          A ─────── C
A ─────── B          A ─────── C
A ─────── B          A ─────── C
                     A ─────── C
                     A ─────── C
```

Abb. 3 (modifiziert nach *Propping* 1983):
Die Abbildung zeigt 26 Zwillingspaare. 12 Paare (linke Hälfte der Abb.) sind konkordant (K), d.h. stimmen in dem Merkmal überein und 14 Paare (rechte Hälfte der Abb.) sind diskordant (D), d.h. stimmen in dem Merkmal nicht überein. In diesem Beispiel hat eine systematische Zwillingserhebung 31 Index-Zwillinge (A) ergeben. Wie in der Abb. zu erkennen ist, gibt es 7 kranke Zwillinge, die bei der Primärerhebung nicht erfaßt wurden, d.h. kranke Ko-Zwillinge (B) sind. 14 Ko-Zwillinge sind gesund (C).

1. Paarweise Konkordanz: Von den 26 Paaren sind 12 konkordant (K) und 14 diskordant (D). Die Konkordanzrate berechnet sich aus der Formel:

$$\frac{K}{K+D} = \frac{12}{12+14} = \frac{12}{26} = 46,2\,\%$$

2. Probandenweise Konkordanz: Aus 26 Zwillingspaaren resultieren 52 Einzelindividuen von denen 31 als Index-Zwillinge unabhängig voneinander erhoben wurden. In 5 Paaren sind beide Partner Index-Zwillinge. Beide Partner dieser 5 Paare gehen damit mit ganzem Gewicht in die Untersuchung ein, d.h. es gibt zwar nur 12 konkordante Paare, aber 17 primär erfaßte Index-Zwillinge, die einen kranken Partner haben: Zw(K). 14 Index-Zwillinge haben einen gesunden Partner: Zw(D).
Die Konkordanzrate berechnet sich aus der Formel:

$$\frac{Zw(K)}{Zw(K)+Zw(D)} = \frac{17}{17+14} = \frac{17}{31} = 54,8\,\%$$

3. Fallweise Konkordanz: Unabhängig von der Erhebung haben von den 52 Einzelindividuen der 26 Paare, 24 kranke Individuen einen kranken Partner, d.h. in jedem konkordanten Paar gibt es zwei Individuen mit einem kranken Partner (2K). 14 kranke Individuen haben einen gesunden Partner (D). Die Konkordanzrate berechnet sich aus der Formel:

$$\frac{2K}{2K+D} = \frac{24}{24+14} = \frac{24}{38} = 63,2\,\%$$

3.2.3 Begriffsdefinition

Beschränkt repräsentative Zwillingserhebung: Diese Methode der Zwillingserhebung wird am häufigsten angewendet. Alle Zwillinge aus einer gesamten Population von Merkmalsträgern (z.B. Archiv von stationär psychiatrischen Patienten) werden systematisch erhoben. Die Erhebung ist dann erfolgreich, wenn die Häufigkeit an Zwillingen in der Population von Merkmalsträgern (z.B. schizophrenen Probanden) ungefähr der Häufigkeit von Zwillingen in der Normalbevölkerung entspricht.

Unbeschränkt repräsentative Zwillingserhebung: Bei dieser Methode wird jeder Zwilling einer Gesamtpopulation erhoben und auf ein Merkmal (z.B. Schizophrenie) untersucht. Es muß das gesamte Geburtsregister einer Region über mehrere Jahre hinweg durchgesehen werden. Diese Methode ist nur durchführbar, wenn neben einem Geburtsregister ein Zwillingsregister und ein Register über die Population mit dem untersuchten Merkmal (z.B. psychotische Erkrankungen) geführt wird. In diesem Fall kann man das Zwillingsregister mit dem Register für die betreffende Krankheit vergleichen. Für psychiatrische Krankheiten wurde dies über einen gewissen Zeitraum in Dänemark, Norwegen und Finnland praktiziert.

Heritabilität: Mit Heritabilität bezeichnet man den geschätzten genetischen Anteil an der beobachteten Gesamtvarianz eines kontinuierlich verteilten Merkmals (*Propping 1989*). Den Index zu berechnen lohnt es sich bei allen quantitativen Merkmalen unbekannter Genese (*Allen 1979*). Wenn man bei der Schizophrenie von einer multifaktoriellen Vererbung ausgeht, ist die Angabe des Heritabilitätsindexes sinnvoll. Das Modell der multifaktoriellen Vererbung geht von einer polygenen Vererbung aus, mit oder ohne Hauptgeneffekte, mit oder ohne Schwellenwert. Nach *Holzinger* (1929) errechnet sich der Heritabilitätsindex aus der Formel:

$$H = \frac{\text{Konkordanzrate MZ} - \text{Konkordanzrate DZ}}{1 - \text{Konkordanzrate DZ}}$$

Bei einem Schwellenmodel gibt nach *Allen* (1979) die folgende Formel die genetische Determiniertheit besser wieder:

$$H = 1 - \frac{\text{Konkordanzrate DZ}}{\text{Konkordanzrate MZ}}$$

Der Heritabilitätsindex sollte nicht überbewertet werden. Besonders in Zwillingsstudien mit kleinen Fallzahlen kann sowohl der genetische als auch der nicht-genetische Anteil übermäßig betont werden. Heritabilitätsschätzungen geben keinen Aufschluß über das Ausmaß von Paarungssiebung, Dominanzeffekten und Erbe-Umwelt Interaktion (*Vogel und Motulsky 1986, Kendler 1989*). Das Modell der multifaktoriellen Vererbung wird oftmals nur als Notbehelf angesehen (*Propping 1989*). Die Zahl der vermutlich beteiligten Gene läßt sich rechnerisch immer so lange vergrößern oder verkleinern bis das Modell einigermaßen zutrifft (*Zerbin-Rüdin 1974*). Daraus folgt aber, daß sich mit dem Modell alles erklären läßt, ohne daß wirklich definitive Aussagen gemacht werden können.

Alterskorrektur: Eine Alterskorrektur ist nach *Propping* (1989) bei Zwillingsstudien nur begrenzt sinnvoll. Wenn eineiige Paare für Schizophrenie konkordant werden, ist dies in den meisten Fällen innerhalb von 4 Jahren der Fall (*Kallmann 1946, Hoffer und Pollin 1970, Belmaker et al. 1974*). In der vorliegenden Studie wird jedoch eine differenzierte Einteilung schizophrener Psychosen in verschiedene Untergruppen vorgenommen, so daß der Vollständigkeit halber auf die Alterskorrektur nicht verzichtet wurde. Zur Berechnung wurde die klassische Methode nach *Strömgren* (1936) verwendet, da diese Methode bei den meisten der bisher durchgeführten Zwillingsstudien zur Anwendung kam. Die Methode beruht auf einer in einem großen Krankengut statistisch festgestellten positiven Korrelation zwischen den Erkrankungsaltern schizophrener Geschwister. Jeder zum Zeitpunkt der Untersuchung gesunde Proband wird dabei geschlechtsspezifisch und in Abhängigkeit seines Alters und dem Erkrankungsalter seines Geschwisters mit einer Bezugsziffer zwischen 0,00 (nicht gezählt) und 1,00 (voll gezählt) berücksichtigt (*Strömgren 1936*).

3.3
Die klassischen Zwillingsstudien in der Schizophrenieforschung

Die wesentlichen Zwillingsstudien in der bisherigen Schizophrenieforschung sind in der *Tabelle 2* zusammengestellt. Den Konkordanzraten in dieser Tabelle ist die paarweise Berechnung zugrunde gelegt (siehe 3.2.3). *Tabelle 3* zeigt die probandenweisen Konkordanzraten für die Studien, die dazu genügend Informationen lieferten. Besonders die Konkordanzraten der eineiigen Zwillingspaare zeigen in beiden Tabellen eine erhebliche Schwankungsbreite. Neben Fehlerquellen wie der Methodik der Zwillingserhebung, der Zygositätsbestimmung, der statistischen Behandlung der Daten (*Kringlen 1971*), werden hierfür insbesondere unterschiedliche diagnostische Auffassungen verantwortlich gemacht (*Shields und Gottesman 1972*). Das diagnostische Konzept wirkt sich auf das Ergebnis der Konkordanzrate dabei in zweifacher Hinsicht aus: Zum einen bei der Zuordnung des Indexfalles zu einer bestimmten diagnostischen Kategorie und zum anderen bei der diagnostischen Einschätzung der Ko-Zwillinge. Trotz dieser unterschiedlichen Konkordanzraten ergibt in fast allen Studien (*Tabelle 3*) die Berechnung der Heritabilität nach *Allen* (1979) (siehe 3.2.3.) recht gleichmäßige Werte von zumeist über 0,70.

3.3 Die klassische Zwillingsstudien in der Schizophrenieforschung

Tabelle 2. Zwillingsstudien in der Schizophrenieforschung: Paarweise Konkordanz-Raten für sichere und wahrscheinliche Schizophrenie (In Klammern sind die konkordanten Paare/ Gesamtzahl der Paare angegeben)

Autor	Eineiige Paare		Zweieiige Paare	
Luxenburger				
(1928)	71,4 %	(10/14)	0 %	(0/33)
(1930)	66,7 %	(14/21)	0 %	(0/37)
(1934)	33,3 %	(9/27)		
Rosanoff et al.				
(1934)	61,0 %	(25/41)	10,0 %	(10/101)
Essen-Möller				
(1941)	63,6 %	(7[a]/11)	14,8 %	(4/27)
(1970)	72,7 %	(8[a]/11)		
Kallmann				
(1946)	68,9 %	(120/174)	14,7 %	(76/517)
	85,8 %[b]			
	69,0 %[c]			
Slater				
(1953)	64,8 %	(24/37)	8,9 %	(10/112)
	76,0 %[b]			
Kallmann und Roth				
(1956)	70,6 %[d]	(12/17)	17,1 %	(6/35)
	88,2 %[e]	(15/17)	22,9 %	(8/35)
Inouye				
(1961)	60,0 %	(33/55)	11,8 %	(2/17)
Tienari				
(1963)	0	(0/16)	4,8 %	(1/21)
(1968)	35,7 %	(5/14)		
Gottesman und Shields				
(1966)	54,2 %	(13/24)	9,1 %	(3/33)
(1972)[f]	50,0 %	(11/22)	9,1 %	(3/33)
Kringlen				
(1967)	38,0 %	(21/55)	13,8 %	(13/94)
Fischer et al.				
(1969)	47,6 %	(10/21)	19,5 %	(8/41)

[a] Einer der Ko-Zwillinge beging Suizid
[b] Alterskorrigiert
[c] Korrigiert nach Shields et al. 1967
[d] „preadolescent schizophrenia": Ko-Zwilling auch vor dem 15. Lebensjahr erkrankt
[e] „preadolescent schizophrenia": Ko-Zwilling vor und nach dem 15. Lebensjahr erkrankt.
[f] nach Krankengeschichten Konsensusdiagnosen von 6 Diagnostikern

Tabelle 2. (Fortsetzung)

Autor	Eineiige Paare		Zweieiige Paare	
Pollin et al. (1969)	13,8 %	(11/80)	4,1 %	(6/146)
Hoffer und Pollin (1970)	40,0 %	(32/80)	11,0 %	(16/146)
Kendler und Robinette (1982)	18,3 %	(30/164)	3,4 %	(9/268)
Onstad et al. (1991)	33,3 %[a]	(8/24)	3,6 %	(1/28)

[a] DSM-III-R Kriterien

Tabelle 3. Probandenweise Konkordanzraten und Heritabilitätsindex nach *Allen* (1979) in Studien, die diese Berechnungen zuließen.

Autor	Eineiige Paare	Zweieiige Paare	Index für Heritabilität
Luxenburger (1928)	76,5 %		
Essen-Möller (1941)	63,6 %	14,8 %	0,77
Slater (1953)	78,0 %	23,0 %	0,71
Inouye (1961)	60,0 %	18,2 %	0,70
Kringlen (1967)	44,9 %	14,6 %	0,68
Fischer et al. (1969)	60,9 %	27,9 %	0,54
Gottesman und Shields (1972)	57,7 %	11,8 %	0,80
Kendler und Robinette (1982)	30,9 %	6,5 %	0,80
Onstad et al. (1991)	48,4 %[a] 67,7 %[b]	3,6 % 28,6 %	0,93 0,56

[a] Nur Schizophreniediagnose
[b] Einschließlich Diagnosen des gesamten „schizophrenen Spektrums"

3 Die Zwillingsmethode in der Forschung

Gottesman und Shields (1972) erstellten von ihren 114 Zwillingsprobanden Zusammenfassungen der Krankengeschichten. Diese Krankengeschichten wurden dann von 6 Klinikern aus drei verschiedenen Ländern (England, USA, Japan) ohne Kenntnis der Zygosität diagnostiziert. Als Diagnosen standen zur Auswahl: Schizophrenie, Schizophrenie?, andere Diagnose, Normal. Die Häufigkeit der Schizophreniediagnose schwankte insgesamt zwischen 43x (England) und 77x (USA), innerhalb Englands allein zwischen 43x und 64x. Schließlich wurden Konsensusdiagnosen erarbeitet. 2 eineiige Paare wurden dabei ausgeschlossen, da sie keinen schizophrenen Indexpatienten enthielten. Die paarweise Konkordanzrate für „Schizophrenie und Schizophrenie?" betrug schließlich bei den eineiigen Zwillingen 50%, bei den zweieiigen Zwillingen 9%. Der prägnanteste Unterschied in den Konkordanzraten zwischen eineiigen und zweieiigen Zwillingen wurde erreicht mit „middle-of-theroad" Kriterien für Schizophrenie, die nach *Shields und Gottesman* (1972) in Europa als ziemlich weit, in den USA dagegen als ziemlich eng („strict") angesehen werden würden. Der Unterschied in den Konkordanzraten zwischen eineiigen und zweieiigen Paaren (Verhältnis eineiig/zweieiig) wurde sowohl bei einem sehr weiten als auch sehr engen Schizophreniekonzept deutlich kleiner (*Tabelle 4*).

Tabelle 4. Auswirkungen von unterschiedlichen Schizophreniekriterien auf die Konkordanzraten der Zwillingsstudie von *Gottesman und Shields* (nach *Shields und Gottesman 1972*)

	Eineiige Paare	Zweieiige Paare	EE/ZZ
Gottesman und Shields	54,2 % (13/24)	9,1 % (3/33)	6,0
Konsensus von 6 Psychiatern	50,0 % (11/22)	9,1 % (3/33)	5,5
Sehr weites Konzept	58,3 % (14/24)	24,2 % (8/33)	2,4
Sehr enges Konzept	20,0 % (3/15)	13,6 % (3/22)	1,5

3.3.1
Krankheitsschwere und Konkordanzraten

In einigen Zwillingsstudien finden sich klare Angaben über deutlich verschiedene Konkordanzraten bei unterschiedlicher Krankheitsschwere der Index-Zwillinge (*Tabelle 5*).

3.3.1 Krankheitsschwere und Konkordanzraten

Tabelle 5. Konkordanzraten eineiiger Zwillingspaare in Abhängigkeit von der Schwere der Krankheit beim Index-Zwilling

Autor	Index-Zwilling mäßig oder schwer krank	Index-Zwilling leicht oder vorübergehend krank
	Konkordant zu	Konkordant zu
Kallmann (1946)	100 %	26 %
Inouye (1961)	77 %	39 %
Gottesman und Shields (1966) (1982)	77 % 75 % 91 %[a]	27 % 17 % 33 %[b]

Anwendung von *Slaters* Kriterien [a]"nuclear", [b]"nonnuclear"

In der Studie von *Kallmann* (1946) hatten die schizophrenen eineiigen Index-Zwillinge mit einem mäßigen bis schweren psychischen Defekt in allen Fällen (100%) einen kranken Ko-Zwilling. Index-Zwillinge mit einem milden Krankheitsverlauf und fehlendem psychischen Defekt hatten nur in 26% einen kranken Ko-Zwilling. Bei den zweieiigen Paaren hatten 17% schwer kranke Index-Zwillinge, aber nur 2% leicht oder vorübergehend kranke Index-Zwillinge einen kranken Ko-Zwilling.

In der Studie von *Inouye* (1961) hatten die 23 Index-Zwillinge mit „chronisch progressiver Schizophrenie" 17 kranke Partner (74%) und 7 Index-Zwillinge mit einer „remittierend immer wieder auftretenden Schizophrenie" hatten 6 kranke Partner (86%). Zusammengenommen lag die Konkordanzrate dieser ungünstig verlaufenden schizophrenen Psychosen bei 77% (23 von 30 Paaren konkordant). Weit geringer, nämlich nur 39% (9 von 23 Paaren konkordant), war die Konkordanzrate in der Gruppe der Index-Zwillinge mit einer „chronisch milden oder vorübergehenden Schizophrenie". Auch *Gottesman und Shields* (1966, 1982) untersuchten die Beziehung von Krankheitsschwere beim Index-Zwilling und das Risiko des Ko-Zwillings ebenfalls krank zu sein. Als Indikatoren für die Krankheitsschwere des Index-Zwillings nahmen sie Hospitalisationsdauer und Krankheitsausgang (z.B. Arbeitsfähigkeit). Die Ko-Zwillinge von schwer erkrankten Index-Zwillingen hatten ein dreifach höheres Risiko auch krank zu sein gegenüber nur „mild" Erkrankten. Die Anwendung von *Slaters* Subtypisierung in „nuclear versus nonnuclear probands" führte zu den Konkordanzraten von 91% (Index-Zwilling „nuclear schizophrenic") gegenüber 33% (Index-Zwilling „nonnuclear schizophrenic").

3.3.2
Konkordanz/Diskordanz und familiäre Belastung

In einer Analyse von *Slaters* Zwillingsserie stellte *Rosenthal* (1959) fest, daß sich in den Familien von eineiigen Zwillingspaaren, die für Schizophrenie konkordant waren, eine deutliche Tendenz für das Auftreten von weiteren schizophrenen Psychosen fand. In 4 von 5 Familien, über die genügend Informationen vorlagen, kamen weitere schwer schizoide und/oder schizophrene Mitglieder vor. Die Schizophrenie nahm bei diesen konkordanten Paaren zumeist einen ungünstigen Verlauf und Ausgang. Bei den für Schizophrenie diskordanten eineiigen Paaren waren dagegen in keinem Fall weitere Familienmitglieder krank, obwohl insgesamt mehr Verwandte vorhanden waren. Außerdem nahm die Schizophrenie hier ganz überwiegend einen günstigen Verlauf. *Gottesman und Shields* (1966) fanden weder in den Familien konkordanter noch diskordanter Paare weitere Schizophrenien. *Kringlen* (1967) berichtete, daß die diskordanten Paare eine leichte Tendenz aufwiesen, weniger kranke Angehörige zu haben. Auch *Lewis et al.* (1987) berichteten bei einem Kollektiv von 31 eineiigen Zwillingspaaren, daß die diskordanten Paare tendenziell weniger psychotische Verwandte 1. und 2. Grades hatten (in 8 von 18 Paaren) als die konkordanten Paare (in 9 von 13 Paaren). *Onstad et al.* (1992) wiederum fanden keinen Unterschied in der familiären Belastung beim Vergleich von 16 diskordanten mit 8 konkordanten eineiigen Zwillingspaaren.

3.3.3
Konkordanz/Diskordanz und Händigkeit

Boklage (1977) untersuchte eineiige und zweieiige Zwillingspaare, bei denen mindestens ein Zwillingspartner die Diagnose einer Schizophrenie erhalten hatte, auf ihre Händigkeit. In der Gruppe der eineiigen Zwillinge fanden sich dreimal soviele „Nicht-Rechtshänder" wie in der Gruppe der zweieiigen Zwillinge. *Boklage* fand eine hochsignifikante Konzentration von „Nicht-Rechtshändern" unter schizophrenen Zwillingen von eineiigen Paaren im Vergleich zu gesunden Zwillingen von eineiigen Paaren. Die „Nicht-Rechtshänder" überwogen vor allem in für Schizophrenie diskordanten eineiigen Paaren. Von 12 eineiigen Zwillingspaaren mit zwei Rechtshändern waren 11 Paare (92%) konkordant für die Diagnose Schizophrenie. Andererseits fand sich in 13 für Schizophrenie diskordanten Paaren in nicht weniger als 12 Paaren mindestens ein „Nicht-Rechtshänder". Weiterhin zeigte die Krankheit bei den schizophrenen Zwillingen aus Paaren mit mindestens einem „Nicht-Rechtshänder" ohne Ausnahme einen wesentlich günstigeren Verlauf im Vergleich zu Schizophrenen aus Paaren mit zwei Rechtshändern. Auch *Luchins et al.* (1980) fanden, daß Linkshändigkeit nicht mit der „Kern-(nuclear)-Schizophrenie" assoziiert sein soll, sondern mit einer günstigeren Verlaufsform der Krankheit (nonnuclear variant).

Lewis et al. (1989) gelang es jedoch nicht die Ergebnisse von *Boklage* zu replizieren, obwohl sich die Autoren streng an dessen Methode orientiert hatten. Auch *Torrey et al.* (1993a) konnten Boklages Befunde nicht bestätigen.

3.3.4
Konkordanzrate zweieiiger Zwillinge und Erkrankungsrate anderer Geschwister

Da zweieiige Zwillinge sich in der genetischen Ausstattung von normalen Geschwistern nicht unterscheiden, wäre aus genetischer Sicht zu erwarten, daß auch das Erkrankungsrisiko identisch ist. Ein fast konstanter Befund in systematischen Zwillingsstudien, die auch die Erkrankungsrate weiterer Geschwister untersucht haben, ist aber, daß die Konkordanzraten der zweieiigen Zwillinge höher sind als das Erkrankungsrisiko anderer Geschwister (*Tabelle 6*). Kringlen (1990) führt dies auf das Zwillingsdasein selber zurück, wobei er jedoch die Frage nach den genaueren Zusammenhängen offen läßt.

Tabelle 6. Konkordanzraten zweieiiger Zwillingspaare im Vergleich zum prozentualen Schizophrenierisiko anderer Geschwister (nach *Kringlen* 1990)

Autor	Konkordanzrate der Zwillinge (ZZ)	Erkrankungsrisiko weiterer Geschwister
Luxenburger	14,0 %	11,8 %
Kallmann	10,3 %	10,2 %
Slater, Shields	11,3 %	4,6 %
Kringlen	8,1 %	3,0 %
Fischer	26,6 %	10,0 %

3.3.5
Getrennt aufgewachsene eineiige Zwillinge

Eine systematische Studie über getrennt aufgewachsene eineiige Zwillinge mit einem schizophrenen Index-Zwilling gibt es nicht (siehe 3.2.2.). *Gottesmann und Shields* (1982) berichten über 14 Paare, die im Rahmen verschiedener systematischer Studien erhoben wurden und von denen bekannt wurde, daß sie getrennt aufgewachsen sind. 9 dieser Paare waren konkordant für Schizophrenie (paarweise Konkordanz 64%). Dieses Ergebnis läßt sich zwanglos in die Konkordanzraten der systematischen Zwillingsstudien einordnen. **Tabelle 7** zeigt eine Auflistung von eineiigen Zwillingspaaren aus systematischen Studien, die bereits vor dem 5.Lebensjahr getrennt wurden. Auch hier sind 67% der Paare konkordant für Schizophrenie. Rein kasuistische Mitteilungen haben nur wenig Aussagekraft, da deren Auswahl und Publikation stark vom subjektiven Interesse des jeweiligen Autors abhängt (*Propping 1989*).

Tabelle 7. Konkordanz/Diskordanz eineiiger Zwillinge, die bereits vor dem 5.Lebensjahr getrennt wurden (nach *Kringlen* 1990)

Autor	Trennungsalter	Konkordant	Diskordant
Slater u. Shields	Geburt	1	-
Tienari	3 Jahre	-	1
Kringlen	2 Jahre	-	1
	3 Monate	1	-
Inouye	7 Tage	1	-
	3 Jahre	1	-

3.3.6
Schizophreniehäufigkeit bei Zwillingen

Eine Reihe von Autoren haben untersucht, ob die Schizophrenie bei Zwillingen häufiger auftritt als in der Normalbevölkerung. In systematischen Zwillingsstudien war die Häufigkeit von Zwillingen in der Population der schizophrenen Gesamtprobanden nicht größer als die Häufigkeit von Zwillingen in der Normalbevölkerung (*Gottesman und Shields 1982*). Auch waren schizophrene Psychosen bei eineiigen Zwillingen nicht häufiger als bei Zweieiigen (*Luxenburger 1928, Essen-Möller 1941, Harvald und Hauge 1965, Kringlen 1967*). *Allen und Pollin* (1970) (*Tabelle 8*) und *Kendler et al.* (1996) konnten dies in repräsentativen Studien bestätigen.

Tabelle 8. Häufigkeit der Schizophrenie bei Zwillingen im Vergleich zur Normalbevölkerung (nach *Allen und Pollin* 1970)

	Schizophreniehäufigkeit in %
Normalbevölkerung	1,14
Eineiige Zwillinge	0,97
Zweieiige Zwillinge	1,22
Zygosität unbekannt	1,22

3.4
Studien mit eineiigen Zwillingspaaren diskordant für Schizophrenie

3.4.1
Pränatale Entwicklungsstörungen

In der Fötalentwicklung setzt im vierten und fünften Reifungsmonat eine Wanderung ektodermaler Zellen der oberen Gliedmaßen ein, um unter anderen die Haut der Hände zu formen (*Hamilton et al. 1972, Schaumann und Alter 1976*). Diese Wanderung von Hautzellen ist genetisch programmiert (*Holt 1968*) und sehr empfindlich für nicht genetische Noxen (*Wakita et al. 1988, Newell-Morris et al. 1989*). Gesunde eineiige Zwillingspaare haben fast völlig identische Fingerabdrücke und nur verschiedene intrauterine Entwicklungsbedingungen können hier Veränderungen bewirken (*Hamilton et al. 1972, Schaumann und Alter 1976*). Es ist bekannt, daß eine verringerte Hautfurchung durch intrauterine Anämie, Anoxie, Ischämie, mütterlichen Alkohol-, Drogenabusus oder andere Toxinexposition, sowie durch das Transfusionssyndrom bedingt sein kann, während eine vermehrte Hautfurchung der Finger durch ein fötales Ödem, z.B. im Rahmen einer Infektion, bewirkt werden kann (*Achs et al. 1966, Alter und Schulenberg 1966*). Eine Exposition in utero mit Infektionen und anderen toxischen Schädlichkeiten betrifft nicht notwendigerweise immer beide Zwillinge (*Goedert et al. 1991, Davis et al. 1995*). Bracha et al. (1991) fanden bei 24 schizophrenen Index-Zwillingen von diskordanten eineiigen Zwillingspaaren im Vergleich zu den gesunden Ko-Zwillingen signifikant mehr feine Fehlentwicklungen der Hände, die auf Entwicklungsstörungen im 4./5. Reifungsmonat zurückgeführt werden können. Die Autoren verglichen die Fingerabdrücke von 23 eineiigen für Schizophrenie diskordanten Zwillingspaaren. Sie fanden, daß in ca. einem Drittel der diskordanten Paare die Intrapaar-Differenz der Fingerfurchenzahl signifikant größer war als bei gesunden Kontroll-Zwillingspaaren (*Bracha et al. 1992*). In einer späteren Untersuchung berichtete die Arbeitsgruppe über Entwicklungsstörungen bei den schizophrenen Zwillingen, nicht aber bei den gesunden Partnern in der 13. bis 15. Woche der Gestation (*Davis und Bracha 1996*). Dies wurde als Hinweis gewertet, daß zumindest bei einem Teil der unter dem Begriff Schizophrenie subsummierten Psychosen pränatal einwirkende, umweltbedingte, exogene Noxen eine wesentliche ätiologische Rolle spielen könnten. *Van Os et al.* (1997) kamen zu den gleichen Schlußfolgerungen, wenngleich sie die zuletzt genannten Befunde nicht eindeutig replizieren konnten.

3.4.2
Peri-/postnatale Befunde

Gottesman und Shields (1976) berichteten in einer Metaanalyse von 6 Zwillingsstudien (*Slater 1953, Inouye 1961, Tienari 1963, Kringlen 1967, Fischer et al. 1969, Gottesman und Shields 1972*), daß der schizophrene oder schwerer kranke Zwilling im Vergleich zum gesunden oder leichter kranken Zwilling ebenso häufig das geringere wie das höhere Geburtsgewicht aufwies. *Reveley et al.* (1984) und *Onstad et al.* (1992) fanden ebenfalls keine signifikanten Unterschiede im Geburtsgewicht, in der Geburtsreihenfolge und in der physischen Verfassung nach der Geburt zwischen dem später schizophrenen Index-Zwilling und seinem gesunden Ko-Zwilling. *Lewis et al.* (1987) berichteten, daß bei 13 diskordanten Paaren der kranke Zwilling bei der Geburt im Vergleich zum gesunden Partner in 7 Fällen leichter, in 3 Fällen schwerer und in 3 Fällen gleich schwer war (nicht signifikant). Die durchschnittliche Gewichtsdifferenz war in dieser Studie bei den diskordanten Paaren aber deutlich größer (312 ± 331 g) als bei den konkordanten Paaren (78 ± 33 g) (p = 0.07).

Die Arbeitsgruppe um *Pollin, Stabenau, Mosher* und *Tupin* wählte ausschließlich nur sicher diskordante Paare aus. Die Befunde dieser Autoren sind deshalb nur bedingt mit den anderen Studien vergleichbar, die überwiegend auf systematischen Zwillingserhebungen basieren. 1965 fand die Arbeitsgruppe, daß in fünf diskordanten Paaren der später schizophrene Zwilling jedesmal bei der Geburt leichter und schwächer gewesen war, so daß sich die Mütter jeweils große Sorgen um das Überleben dieses Kindes machten. Die frühkindliche und kindliche Entwicklung war gegenüber dem später nicht-schizophrenen Partner deutlich verzögert (*Pollin et al. 1965*). 1966 berichteten die Autoren, daß in 11 diskordanten Paaren der später kranke Zwilling 11 x bei der Geburt der Leichtere (zwischen 15g und 793 g) und 8 x der Zweitgeborene gewesen war (*Pollin et al. 1966*). Bei einer strengen Beschränkung auf diskordante Paare fanden *Stabenau und Pollin* (1967) in den bis dahin existierenden Zwillingsserien, daß der kranke Partner bei der Geburt häufiger kleiner, schwächer, leichter und auch häufiger asphyktisch oder anderen Geburtskomplikationen ausgesetzt war. 1971 *berichteten Mosher et al.*, daß in 15 diskordanten Paaren der kranke Index-Zwilling signifikant häufiger neurologische Auffälligkeiten aufwies, bei der Geburt mehr Schwierigkeiten gehabt hatte und in 12 Fällen der Leichtere gewesen war. Die von der Arbeitsgruppe um *Pollin* mitgeteilten Kasuistiken lassen darauf schließen, daß die Index-Zwillinge überwiegend an remittierenden Psychosen mit nur leichten oder fehlenden Residualsymptomen litten.

3.4.3
Neuroradiologische Befunde

Reveley et al. (1982) fanden in einer CT Studie bei 7 für Schizophrenie diskordanten eineiigen Zwillingspaaren eine erhebliche Intrapaar-Differenz in der Ventrikelweite. Die schizophrenen Probanden hatten signifikant weitere Ventrikel als ihre gesunden Partner und als gesunde eineiige Kontrollpaare. Die eineiigen Kontrollpaare (n = 11) wiesen darüberhinaus im Gegensatz zu zweieiigen Kontrollen (n = 8) eine hohe Übereinstimmung in der Ventrikelweite auf, was eine genetische Determiniertheit der Ventrikelweite nahe legt. Die überwiegend genetische Determiniertheit der Größe des menschlichen Gehirns wurde zuletzt von *Bartley et al.* (1997) erneut bestätigt. Die Arbeitsgruppe um *Reveley* berichtete außerdem in einer Untersuchung mit eineiigen für Schizophrenie diskordanten (n = 12) und konkordanten (n = 9) Paaren, sowie gesunden eineiigen Kontrollpaaren (n = 18), daß Ventrikelerweiterungen auf schizophrene Index-Zwillinge mit einer negativen Familienanamnese für „major psychiatric disorder" (nicht beschränkt auf Schizophrenie) begrenzt waren. 7 Index-Zwillinge mit einer positiven Familienanamnese hatten signifikant kleinere totale Ventrikelvolumen als die 14 Index-Zwillinge mit negativer Familienanamnese. Von 6 schizophrenen Index-Zwillingen mit zusätzlichen Geburtskomplikationen hatten alle erweiterte Ventrikel und eine negative Familienanamnese und in 5 dieser Fälle war der Ko-Zwilling gesund (*Reveley et al. 1983, 1984*). In einer Varianzanalyse zeigte sich dann, daß der Faktor Diskordanz/Konkordanz keinen signifikanten Effekt auf die Ventrikelweite hatte. Der einzige signifikante Prediktor für die Ventrikelgröße war die Familienanamnese. An dieser Stelle sollten auch die neuroradiologischen Befunde der berühmten eineiigen und für Schizophrenie konkordanten "Genain Quadruplets" genannt werden. Der Vater der Vierlinge wird als schwerer Psychopath bezeichnet (*Rosenthal 1963*). Interessanterweise wiesen alle Vierlinge in der Untersuchung von *Buchsbaum et al.* (1984) engere Ventrikel als normale Kontrollpersonen auf.

Casanova et al. (1990) führten eine MRI Studie des Corpus Callosum mit 12 diskordanten eineiigen Zwillingen durch. Sie fanden beim Vergleich der kranken mit den gesunden Zwillingen keine morphologischen Veränderungen, sondern Formveränderungen in den vorderen und mittleren Segmenten des Corpus Callosum, wie man es auch als Folge von hydrocephalen Ventrikeln findet.

Suddath et al. (1990) untersuchten 15 diskordante Paare mit MRI. In 12 der 15 Paare konnte der schizophrene Index-Zwilling von einem für die psychiatrische Diagnose blinden Neuroradiologen allein durch die visuelle Betrachtung der MRI Bilder anhand der weiteren Liquorräume identifiziert werden. In zwei Fällen war auf diese Weise kein Unterschied in den MRI Bildern erkennbar und in einem Fall wurde der gesunde Partner genannt. Quantitative Analysen ergaben dann (jeweils jetzt im Vergleich zum psychisch gesunden Ko-Zwilling), daß bei 14 von 15 Index-Zwillingen der linke Hippocampus und bei 13 Index-Zwillingen der rechte Hippocampus in Höhe des pes hippocampi signifikant kleiner war. Die lateralen Ventrikel waren links bei 14 und rechts bei 13 Index-Zwillingen signifikant weiter. Der dritte Ventrikel war ebenfalls bei 13 Index-Zwillingen signifikant weiter. Kein ähnlicher Befund wurde bei 7 eineiigen Kontrollpaaren gefunden.

Weinberger et al. (1992a) verglichen männliche eineiige diskordante (n = 8) mit konkordanten (n = 7) Paaren. Es fanden sich keine Unterschiede in der durchschnittlichen Weite des vierten Ventrikels. Im Paarvergleich innerhalb der diskordanten Paare hatten die schizophrenen Index-Zwillinge aber signifikant weitere dritte Ventrikel, während sich ihre durchschnittliche Ventrikelweite von der der konkordanten Zwillinge nicht unterschied. Die konkordanten Zwillinge hatten jedoch ebenfalls signifikant weitere dritte Ventrikel als die gesunden Zwillinge der diskordanten Paare. Dies bestätigt den Befund von *Reveley et al.* (1983), daß die Weite der Ventrikel nicht mit dem Faktor Konkordanz/Diskordanz zusammenhängt.

In einer weiteren Serie von eineiigen Paaren diskordant für Schizophrenie (n = 7) verglichen *Weinberger et al.* (1992a) mittels MRI die Intrapaar-Ähnlichkeit der kortikalen Furchung mit einer Kontrollgruppe psychisch gesunder eineiiger Zwillingspaare (n = 5) und fanden, daß die Ähnlichkeit der gyralen Muster in der gesunden Kontrollgruppe (n = 5) ausgeprägter war als bei den Paaren mit einem schizophrenen Zwilling. Nach einer Studie von *Bartley et al.* (1997) sind die cortikalen gyralen Muster zwar maßgeblich von genetischen Faktoren beinflußt, ihre exakte Ausgestaltung ist aber primär von nichtgenetischen Einflüssen abhängig.

Die Arbeitsgruppe um *Weinberger* berichtete außerdem, daß je mehr sich der kranke Zwillingspartner von seinem gesunden Ko-Zwilling im Volumen des linken Hypocampus unterschied (leider wurde nicht mitgeteilt in welchem Krankheitsstadium, akut, remittiert, residual etc., sich die Probanden befanden), desto geringer war die physiologische präfrontale Aktivierung gewesen (gemessen durch regionalen cerebralen Blutfluß rCBF) während des Wisconsin Card Sorting Tests (*Weinberger et al. 1992b*).

3.4.4
Biochemische und andere Befunde

Biochemische Befunde: *Murphy und Wyatt* (1972) und *Wyatt et al.* (1973a) berichteten, daß die Aktivität der Monoaminoxidase in Blutplättchen von eineiigen schizophrenen Zwillingen gegenüber Kontrollen erniedrigt war. Auch die nicht-schizophrenen Ko-Zwillinge wiesen diese erniedrigte Enzymaktivität auf.

Reveley et al. (1983b) verglichen die Aktivität der Monoaminoxidase in vier nach Alter und Geschlecht parallelisierten Gruppen: 10 eineiige für Schizophrenie diskordante Zwillingspaare, 20 gesunde eineiige Zwillingspaare, 20 gesunde zweieiige Zwillingspaare und 20 nichtverwandte Kontrollpersonen. Bei beiden eineiigen Zwillingsgruppen fand sich eine signifikante ($p < 0.01$) Intrapaar-Korrelation der MAO Aktivität. Diskordanz für Schizophrenie sowie Medikation (Neuroleptika beim schizophrenen Index-Zwilling versus Medikamentenfreiheit beim gesunden Ko-Zwilling) hatten keinen wesentlichen Einfluß auf die Aktivität der MAO. Keine Intrapaar-Korrelation bestand bei den zweieiigen Zwillingen. Die Aktivität der MAO war in der Gruppe der eineiigen für Schizophrenie diskordanten Zwillinge (d.h. beim kranken und auch gesunden Zwilling) signifikant erniedrigt, sowohl im Vergleich zur Gesamtgruppe der Kontrollen (n=60) als auch zu jeder Einzelgruppe der Kontrollen. Da keine Intrapaar-Unterschiede bei den eineiigen diskordanten Paaren auftraten, ist die erniedrigte Aktivität der MAO weder das Ergebnis der Krankheit noch ist sie auf den Einfluß von Behandlungsmaßnahmen (z.B. Neuroleptika) zurückzuführen. Eine Assoziation zwischen der erniedrigten Enzymaktivität und einer Familienanamnese für Schizophrenie, was *Baron und Lewitt* (1980) berichteten, lag in der Studie nicht vor. Die Diskussion, ob die MAO Aktivität als genetischer Marker für Schizophrenie geeignet ist und inwieweit sie pathophysiologisch bedeutsam ist, kann an dieser Stelle nicht geführt werden. Wichtig erscheint jedoch, daß die Zwillingsstudien eindeutige Hinweise dafür geben, daß die Höhe der MAO Aktivität streng genetisch kontrolliert wird.

3.4.4 Biochemische und andere Befunde

Pollin (1972) berichtete über gegenüber Kontrollen erhöhte Urinausscheidungen der Katecholamine Dopamin, Epinephrin und Norepinephrin bei für Schizophrenie diskordanten eineiigen Zwillingspaaren. Auch in dieser Studie fanden sich signifikante Intrapaar-Korrelationen in den Urinspiegeln dieser Katecholamine bei den diskordanten Paaren, d.h. sowohl die kranken wie auch die gesunden Zwillinge hatten erhöhte Werte. Die Autoren integrierten diese Befunde in ein pathogenetisches Stressmodell der Schizophrenie in dem genetische und biochemische Faktoren und Stress auslösende Erfahrungen wirksam werden.
Wyatt et al. (1973b) untersuchten in 14 für Schizophrenie diskordanten eineiigen Zwillingspaaren nichtdialysierte Blutplättchen auf ihre Fähigkeit, enzymatisch das Halluzinogen Dimethyltryptamin (DMT) herzustellen. Die schizophrenen Index-Zwillinge wiesen höhere Enzymspiegel im Serum auf als ihre gesunden Ko-Zwillinge. Die Serumspiegel des Enzyms der Ko-Zwillinge entsprachen den Serumspiegeln von 22 gesunden Kontrollen. Die Autoren werteten dies als Hinweis, daß die höheren Enzym-Serumspiegel der schizophrenen Index-Zwillinge ausschließlich durch Umwelteinflüsse herrühren und nicht genetisch determiniert sind. *Putten et al.* (1996) fanden in gel-elektrophoretischen Untersuchungen ein signifikant unterschiedliches Muster von bestimmten Plasmaproteinen bei für Schizophrenie diskordanten eineiigen Zwillingen. Bei den eineiigen Kontrollzwillingen waren dagegen kaum Unterschiede zu erkennen. Kürzlich berichteten *Poltorak et al.* (1997), daß die schizophrenen Probanden von eineiigen für die Krankheit diskordanten Paaren im Liquor signifikant höhere Spiegel von Adhäsionsmolekülen (neural cell adhesion molecule = N CAM) und erniedrigte Spiegel von L1 Antigen als ihre gesunden Partner aufwiesen. Die gesunden Partner unterschieden sich dabei nicht von Kontrollen. Die Autoren werteten dies als Hinweis, daß die Veränderungen von N CAM entweder mit Einflüssen zusammenhängen, die dem Beginn der Krankheit vorausgehen oder aber auf Einflüsse zurückgehen, die direkt von der Krankheit abhängen. Genetische Ursachen kämen nach Ansicht der Autoren für diese Veränderungen kaum in Frage.

Andere Befunde. In dem Zwillingssample von 11 eineiigen und für Schizophrenie diskordanten Paaren von *Pollin et al.* (1966) fand sich unerwartet häufig eine klinisch relevante Schilddrüsenerkrankung der Mutter (bei 7 von 11 Müttern). Da die Ehemänner alle diesbezüglich gesund waren, sind geographische Artefakte eher unwahrscheinlich.
Goldberg et al. (1990) führten bei 16 eineiigen Paaren eine Reihe von neuropsychologischen Tests durch. Dabei wiesen die schizophrenen Zwillinge besonders in Vigilanz- und Gedächtnistests, sowie in Verfahren zur Begriffsbildung Defizite gegenüber den gesunden Ko-Zwillingen auf. Diese neuropsychologischen Störungen wurden als unabhängig von genetischen und unspezifischen Umwelteinflüssen angesehen und als Ausdruck des klinischen Krankheitsprozesses selber gewertet. Die Autoren machten leider keine Angaben in welchem Krankheitsstadium (akut? residual? chronisch? remittiert?) sich die Probanden zum Zeitpunkt der Untersuchungen befanden.

3.4.5
Präpsychotische Persönlichkeitsunterschiede

In einer Reihe von Zwillingsstudien wurde festgestellt, daß in diskordanten Paaren der später Schizophrene signifikant häufiger der unterwürfige, der reserviertere und unselbständigere Partner mit den größeren psychischen Problemen in der Kindheit gewesen war. Prämorbid hatte dieser oft weniger Freunde beiden Geschlechts und einen geringeren sozialen Status (*Essen-Möller 1941, Slater 1953, Kurihara 1959, Tienari 1968, Pollin et al. 1966, Stabenau und Pollin 1967, Kringlen 1967*). *Kringlen* (1990) betont diese Unterschiede sowohl bei diskordanten eineiigen als auch bei zweieiigen Paaren. Am deutlichsten ist der Unterschied auf der Achse dominant-untergeordnet. In einer Zusammenfassung von 100 diskordanten Paaren aus 6 Zwillingsstudien (*Slater 1953, Inouye 1961, Tienari 1963, Gottesman und Shields 1966, Kringlen 1967, Fischer et al. 1969*) war in nicht weniger als 84 Fällen der sich mehr unterordnende Partner der später schizophrene Index-Zwilling (*Gottesman und Shields 1982*).

3.4.6
Kinder diskordanter eineiiger Zwillinge

1971 berichtete *Fischer*, daß die Nachkommen von schizophrenen Index-Zwillingen und deren klinisch gesunden Ko-Zwillingen das gleiche Erkrankungsrisiko aufwiesen. 11 schizophrene Index-Zwillinge hatten 47 Kinder, davon waren 6 krank (15,5% alterskorrigiert). 6 gesunde Ko-Zwillinge hatten 24 Kinder, davon waren 4 krank (17,4% alterskorrigiert). 10 schizophrene zweieiige Index-Zwillinge hatten 27 Kinder, davon waren 4 krank (18,0% alterskorrigiert). 20 gesunde zweieiige Ko-Zwillinge hatten 52 Kinder, davon war eines krank (2,7% alterskorrigiert). 18 Jahre später konnten alle Nachkommen nachuntersucht werden (*Gottesman und Bertelsen 1989*). Der Befund von *Fischer* (1971) ließ sich bestätigen. *Kringlen und Cramer* (1989) konnten diesen Befund in ihrem Zwillingssample jedoch nicht bestätigen. Sie fanden, daß 5 von 28 Nachkommen eineiiger schizophrener Index-Zwillinge (17,9%) an Erkrankungen des schizophrenen Spektrums erkrankt waren, daß aber nur 2 von 45 Nachkommen der gesunden Ko-Zwillinge (4,4%) an Störungen des schizophrenen Spektrums litten. Der Unterschied war nicht signifikant. Bei den zweieiigen Zwillingen stimmten *Kringlen und Cramers* Befunde mit denen von *Fischer* überein. 4 von 22 Nachkommen Schizophrener (18,2%) gegenüber nur einem von 37 Nachkommen Gesunder (2,7%) litten an Erkrankungen des schizophrenen Spektrums.

3.5
Leonhards Zwillingsbefunde

Zum besseren Verständnis seien einige grundlegende Bemerkungen zu *Leonhards* nosologischer Differenzierung von Psychosen des schizophrenen Spektrums vorangestellt. Auf Grund prognostischer, psychopathologischer und verlaufsspezifischer Kriterien teilt sie *Leonhard* in 3 große Gruppen ein:
Die zykloiden Psychosen, die unsystematischen Schizophrenien und die systematischen Schizophrenien.
Bei den zykloiden Psychosen fand *Leonhard* im Langzeitverlauf, ähnlich der manisch-depressiven Krankheit, eine gute Prognose. Im Gegensatz zur manisch-depressiven Krankheit fand er jedoch nur eine geringe familiäre Belastung (*Leonhard 1986, 1995*). Klinisch unterschied er drei Formen: Die Angst-Glücks-Psychose, die Verwirrtheitspsychose und die Motilitätspsychose. Neuere Untersuchungen konnten das Konzept der zykloiden Psychosen inzwischen bestätigen und validieren (*Perris 1975, Brockington et al. 1982, Beckmann et al. 1990, Strik et al. 1993, 1996*).
Die unsystematischen Schizophrenien bezeichnete *Leonhard* auf Grund gewisser symptomatologischer Ähnlichkeiten als die bösartigen Verwandten der zykloiden Psychosen. Sie verlaufen meistens schubförmig und (teil-) remittierend. Im Langzeitverlauf kommt es zu psychischen Residuen unterschiedlicher Schweregrade. *Leonhard* (1975) fand bei den unsystematischen Schizophrenien eine hohe familiäre Belastung mit gleichartigen Erkrankungen und nahm deshalb eine überwiegend genetische Ursache an. Klinisch unterschied er drei Formen: Die periodische Katatonie, die affektvolle Paraphrenie und die Kataphasie.
Die systematischen Schizophrenien haben einen zumeist schleichenden Beginn, verlaufen chronisch ohne Remissionen und führen stets zu schweren, stabilen psychischen Defekten. Klinisch unterschied er drei große Gruppen: die Hebephrenien, die systematischen Katatonien und die systematischen Paraphrenien. Die familiäre Belastung ist bei den systematischen Schizophrenien sehr gering und unterscheidet sich kaum vom Erkrankungsrisiko der Allgemeinbevölkerung. Methodisch abgesicherte Untersuchungen konnten die unterschiedliche familiäre Belastung zwischen unsystematischen und systematischen Schizophrenien inzwischen bestätigen (*Beckmann et al. 1992, 1996, Franzek und Beckmann 1991, 1992a, Franzek et al. 1995, Stöber et al. 1995*).

Leonhard führte keine systematische Zwillingserhebung durch, deshalb hat er auch keine statistischen Analysen durchgeführt. 1978 berichtete er von 72 Zwillingspaaren, die bis dahin in seine Beobachtung gekommen waren. 33 Paare waren eineiig und 36 Paare zweieiig. Bei drei Paaren konnte die Eiigkeit nicht bestimmt werden. Der wesentlichste Befund war, daß sich unter Anwendung seiner differenzierten Nosologie keine eineiigen Zwillinge mit einer systematischen Schizophrenie fanden, während diese Psychosen bei zweieiigen Zwillingen durchaus vorkamen. Bis 1986 untersuchte er 69 eineiige Einzelzwillinge mit endogenen Psychosen aus 45 Paaren. Weder unter den 45 Index-Zwillingen noch unter den 24 kranken Partnern fand er eine systematische Schizophrenie! Nach Ausschluß von 13 Paaren mit phasischen Index-Zwillingen (monopolar phasisch, bipolar phasisch = manisch-depressiv) verteilten sich die übrigen Fälle auf unsystematische Schizophrenien und zykloide Psychosen. Unter 42 zweieiigen Index-Zwillingen litten dagegen 12 an einer systematischen Schizophrenie. *Leonhard* (1979, 1986) warf die bedeutsame Frage auf, ob die besondere Paarsituation der meisten eineiigen Zwillinge die Entstehung von systematischen Schizophrenien verhindern kann.

Konkordanz/Diskordanz Analysen hat *Leonhard* nur in sehr begrenztem Maße vorgenommen. Genauere Angaben bei Psychosen des „schizophrenen Spektrums" findet man lediglich bei der periodischen Katatonie (einer Unterform der unsystematischen Schizophrenien), der Motilitätspsychose und der Angst-Glücks-Psychose (Unterformen der zykloiden Psychosen).

Von 6 eineiigen Paaren mit einem periodisch katatonen Index-Zwilling waren 5 Paare konkordant (83%). Bei den konkordanten Paaren war der erstgeborene Zwilling immer schwerer krank. In einem Fall dominierte der schwerer kranke Zwilling über den Partner, während in den anderen 4 Fällen keiner dominierte. In dem diskordanten Paar war der kranke Zwilling der Zweitgeborene und Leichtere bei der Geburt, dominierte aber in der Paarsituation.

Bei den zykloiden Psychosen waren von 11 eineiigen Paaren mit Motilitätspsychose 9 Paare konkordant (82%). Bei den zwei diskordanten Paaren war der erkrankte Index-Zwilling der Zweitgeborene und psychisch Schwächere und erlitt in einem Fall bei der Geburt eine schwere Asphyxie. Bei den konkordanten Paaren waren keine wesentlichen Unterschiede der beiden Partner in der Geburtsanamnese zu erkennen. In vielen Fällen hatten jedoch beide oder ein Partner verschiedene Geburtskomplikationen erlitten. In 5 von 9 Fällen war der Zweitgeborene und psychisch schwächere Zwilling früher und/oder schwerer erkrankt. 11 zweieiige Index-Zwillinge mit Motilitätspsychose hatten alle einen gesunden Partner.

In 6 eineiigen Paaren litt der Index-Zwilling an einer Angst-Glücks-Psychose (weitere Unterform der zykloiden Psychosen). Nur ein Paar war hier konkordant (17%), wobei der zweitgeborene und psychisch schwächere Zwilling schwerer erkrankt war. Bei den 5 diskordanten Paaren war immer der Zweitgeborene und/oder psychisch Schwächere krank. 4 zweieiige Paare waren alle diskordant.

Die hohe Konkordanzrate eineiiger Zwillinge mit Motilitätspsychose (82%) ist überraschend und steht ganz im Gegensatz zur geringen familiären Belastung dieser Psychosen. *Leonhard* (1976) sah hier eine Ausnahme der *Galtonschen Regel*, die ja besagt, daß Konkordanz bei eineiigen Zwillingen für Erbbedingtheit und Diskordanz für exogene Entstehung spricht. Ätiologisch diskutierte er neben der genetischen Veranlagung inbesondere somatische Ursachen in der peri-/postnatalen Phase, die jeweils auf beide Zwillinge einwirkten.

4 Eigene Fragestellung

Trotz der enormen Fortschritte, die in den letzten Jahren in den bildgebenden Verfahren, in neurochemischen und neuropathologischen Methoden, in der Molekulargenetik und der epidemiologischen und sozialpsychiatrischen Forschung gemacht wurden, stagniert das Wissen über die Ursachen von Psychosen aus dem schizophrenen Formenkreis. Es gibt kaum einen Befund, der allgemein akzeptiert wird. Widersprüchliche Ergebnisse werden zumeist mit genetischer Heterogenität und multifaktorieller Vererbung im Zusammenhang mit vielfältigen Umweltfaktoren erklärt. Immer wieder drängt sich die Frage auf: Ist das Spektrum schizophrener und schizophrenieähnlicher Psychosen ein Krankheitskontinuum mit fließenden Grenzen und gemeinsamen Ursachen oder besteht es aus verschiedenen Krankheitsentitäten mit ganz unterschiedlichen Ursachen?

Diese bislang noch offene Frage rechtfertigte die Durchführung einer erneuten systematischen Zwillingsstudie, die verschiedene diagnostische Konzepte gleichzeitig berücksichtigt und vergleicht. In einem polydiagnostischen Ansatz wurden die international gebräuchlichen operationalisierten Diagnosesysteme des *DSM-III-R* und der *ICD 10* mit der auf empirischer Untersuchung basierenden *Nosologie nach Leonhard* im Zusammenhang mit bestimmten Variablen direkt miteinander verglichen. Die *Leonhard Klassifikation* beruht auf hochdifferenzierten Krankheitsbeschreibungen. Eine Diagnosestellung ist nur erlaubt, wenn alle oder die charakteristischen Symptome eines Krankheitsbildes eindeutig vorhanden sind. Dies ist der wesentliche Unterschied zu den operationalisierten Diagnosesystemen, bei denen zwar eine bestimmte Anzahl, aber nicht alle oder bestimmte Symptome eines Symptomenklusters zutreffen müssen.

Als unterschiedliche Variablen wurden ausgewählt: Konkordanz/Diskordanz im Vergleich eineiiger und zweieiiger Zwillinge, familiäre Belastung bei Verwandten ersten Grades, Zahl und Schwere von Geburtskomplikationen im Inter- und Intrapaar-Vergleich, Einfluß der Geburtsreihenfolge und der Stellung im Paar (dominant/untergeordnet) im Inter- und Intrapaar-Vergleich, und die Händigkeit der Index- und Ko-Zwillinge.

5 Methodik einer systematischen Zwillingsstudie

5.1
Methodik der Zwillingserhebung und Eiigkeitsbestimmung

Zwillingserhebung. Zur Erhebung der Index-Zwillinge wurde die umschriebene Region des Bezirkes Unterfranken ausgewählt, da die Region eine stabile Bevölkerungsdichte mit nur geringer Fluktuation durch Zuzug oder Auswanderung aufweist. Es wurde die Methode der beschränkt repräsentativen Zwillingserhebung angewendet (siehe 3.2.3.). Alle Zwillinge, die nach 1930 geboren und in Unterfranken wegen einer psychiatrisch relevanten Störung hospitalisiert worden waren, sollten erfaßt werden. Zu diesem Zweck wurden ca. 30000 Krankenakten der Krankenblattarchive der stationären psychiatrischen Einrichtungen des Bezirks Unterfranken (Universitätsnervenklinik Würzburg, Bezirkskrankenhaus Lohr am Main, Bezirkskrankenhaus Werneck) systematisch durchgesehen.
Die Frage des **Datenschutzes** wurde ausführlich mit dem Datenschutzbeauftragten der Universität Würzburg erörtert. Es ergaben sich keine Einwände gegen die Studie und insbesondere auch keine Einwände gegen die Methode der Zwillingserhebung. Die Auflage, daß nur die Daten von Probanden ausgewertet werden dürfen, die in die Untersuchung einwilligen, wurde selbstverständlich erfüllt.

Eiigkeitsdiagnose (Zygosität). Für die Untersuchung wurden ausschließlich gleichgeschlechtliche Paare herangezogen. Nach der *Weinbergschen Schätzmethode* (siehe 2.2.) sind bei gleichgeschlechtlichen Zwillingspaaren, die im Rahmen einer systematischen Erhebung erhoben werden, in etwa jeweils zur Hälfte eineiige und zweieiige Zwillingspaare zu erwarten. Als die zuverlässigste Methode der Eiigkeitsdiagnose wird heute die Bestimmung von genetischen Polymorphismen (Blutgruppenmerkmale oder DNA-Polymorphismen) angesehen. In der vorliegenden Studie wurde die Eiigkeit mit molekulargenetischer Methodik unter Anwendung von hoch polymorphen Mikrosatelliten durch das Humangenetische Institut, Bonn, Direktor *Prof. Propping* und das Institut für Rechtsmedizin der Universität Würzburg, Direktor *Prof. Patzelt* bestimmt. Diese Methode hat sich als sehr zuverlässig, schnell und kostengünstig erwiesen (*Erdmann et al. 1993*). Parallel dazu wurde ein von *Torgersen* (1979) entwickelter Zygositäts-Fragebogen verwendet (siehe 3.2.3.).

5.2
Methodik der psychiatrischen Diagnostik

Die psychiatrischen Diagnosen der Index- und Ko-Zwillinge wurden von 2 erfahrenen Fachärzten für Psychiatrie (H.B., E.F.) erarbeitet. Die Diagnosen beim Index-Zwilling stellte H.B., den Ko-Zwilling diagnostizierte E.F. In mehreren Reliabilitätsstudien erzielten die Diagnostiker eine hohe Übereinstimmung sowohl bei Anwendung des *DSM-III-R* als auch bei Anwendung der *Leonhard Klassifikation* (*Franzek und Beckmann 1991, Stöber et al. 1995, Pfuhlmann et al. 1997*). Der Index-Zwilling wurde H.B. anhand der vorhandenen Unterlagen (Krankenblatt, Arztbriefe etc.) mündlich vorgestellt. Dann wurde der Proband ausführlich exploriert. Die Dokumentation der Psychopathologie im Quer- und Längsschnitt erfolgte durch schriftliche Erstellung einer ausführlichen Katamnese (einschließlich der aktuellen Exploration), sowie mittels des strukturierten Interviewleitfadens SADS-LA (Schedule for Affectice Disorders and Schizophrenia, Lifetime Version von *Spitzer RL u. Endicott J*). Die Diagnosen wurden nach *DSM-III-R, ICD 10* und nach der *Leonhard Klassifikation* gestellt. H.B. war zum Zeitpunkt seiner Diagnosestellung immer blind für die Diagnose des Zwillingspartners und natürlich war er auch blind für die Zygosität des Zwillingspaares. Bei 4 Index-Zwillingen konnte H.B. nach der ersten ausführlichen Exploration noch keine endgültige Diagnose stellen. Durch Bereitstellung von weiteren Informationen aus dem familiären Umfeld der Probanden und nach ausführlicher Diskussion mit E.F., konnte sich H.B. jedoch auch in diesen Fällen schließlich diagnostisch eindeutig festlegen.

Die Diagnose des Ko-Zwillings wurde von E.F. durch persönliche Untersuchung und anhand eventuell vorhandener Krankenunterlagen, Arztbriefe etc. erarbeitet. Die Psychopathologie und andere diagnostisch relevante Daten wurden ebenfalls mit einer Katamnese und mit dem SADS-LA dokumentiert. Falls der Zwillingspartner auch an einer psychiatrisch relevanten Erkrankung (n = 17) litt, wurde er später auch noch von H.B. persönlich gesehen.

Die Konkordanzbestimmung erfolgte dann, wenn bei beiden Partnern eines Paares die Diagnosen eindeutig feststanden. Nach Abschluß des diagnostischen Prozesses und der Konkordanzbestimmung wurden die Eiigkeitsdiagnosen schriftlich mitgeteilt.

Durch diese aufwendige Vorgehensweise bei der Diagnostik der Zwillinge wurde die Gefahr von „Kontaminationsdiagnosen" weitgehend ausgeschlossen. Der Begriff bedeutet, daß die Diagnose des Ko-Zwillings von der Diagnose des Index-Zwillings beeinflußt wird, wenn beide Partner von nur einem Untersucher beurteilt werden.

5.3
Festlegung der Kriterien für Konkordanz/Diskordanz

Nach dem Vorbild von *Gottesman und Shields* (1966, 1972) und *Fischer et al.* (1969) wurden abgestufte Kriterien für die Konkordanz/Diskordanzbestimmung erarbeitet. Die Kriterien wurden für jedes Klassifikationssystem (*DSM-III-R, ICD 10, Leonhard Klassifikation*) gesondert definiert.

5.3.1
Kriterien für Konkordanz/Diskordanz im *DSM-III-R*

Die endogenen (funktionellen) Psychosen werden in 4 Hauptgruppen unterteilt:
295: Schizophrenie
296: Affektive Störungen
297: Wahnhafte (paranoide) Störungen
298, 295.4, 295.7: Psychotische Störungen, die andernorts nicht klassifiziert sind.

Der Schizophreniebegriff wird recht eng definiert. Die Kategorien „Wahnhafte (paranoide) Störungen" und „Psychotische Störungen, die andernorts nicht klassifiziert sind" nehmen einen breiten Raum ein. Letztere werden weiter unterteilt in:
Kurze reaktive Psychose
Schizophreniforme Störung
Schizoaffektive Störung
Induzierte psychotische Störung
Atypische Psychose

Die Diagnosen Schizophrenie, kurze reaktive Psychose, schizophreniforme Störung, schizoaffektive Störung, induzierte psychotische Störung und atypische Psychose umfassen nach unserer Definition im *DSM-III-R* die Psychosen des schizophrenen Spektrums.

Es wurden **3 unterschiedliche Konkordanzgruppen (K1, K2, K3)** und eine Gruppe für **Diskordanz D** definiert.

Konkordanzgruppe K1. Der Ko-Zwilling ist/war ebenfalls psychotisch und erfüllt die diagnostischen Kriterien entsprechend dem Index-Zwilling für die gleiche 3stellige Kategorie (295, 297, 298).

Konkordanzgruppe K2. Der Ko-Zwilling ist/war ebenfalls psychotisch, leidet/litt zwar nicht an der gleichen aber an einer anderen Psychose aus dem schizophrenen Spektrum.

Konkordanzgruppe K3. Der Ko-Zwilling leidet/litt zwar nicht an einer Psychose aus dem schizophrenen Spektrum, leidet/litt aber an einer anderen relevanten psychiatrischen Erkrankung mit Ausnahme einer dementiellen Erkrankung oder Intelligenzminderung.

Diskordanz D. Der Ko-Zwilling war nie psychiatrisch krank und erweist sich bei der Untersuchung unter Berücksichtigung der Anamnese als psychisch unauffällig und gesund.

5.3.2
Kriterien für Konkordanz/Diskordanz in der *ICD 10*.

Die endogenen Psychosen werden in 2 Hauptkategorien zusammengefaßt:
F2: Schizophrenie, schizotype und wahnhafte Störungen
F3: Affektive Störungen

Die Kategorie F2 wird aufgeteilt in:
F20: Schizophrenie
F21: Schizotype Störung
F22: Anhaltende wahnhafte Störung
F23: Vorübergehende psychotische Störung
F24: Induzierte wahnhafte Störung
F25: Schizoaffektive Störung
F28: Andere nichtorganische psychotische Störung
F29: Nicht näher bezeichnete nichtorganische Psychose

Die Kategorien F20, F21, F22, F23, F24, F25, F28, F29 umfassen nach unserer Definition die Psychosen des schizophrenen Spektrums bei Anwendung des *ICD 10*.

Es wurden **3 unterschiedliche Gruppen für Konkordanz (K1, K2, K3)** und eine Gruppe für **Diskordanz D** gebildet.

Konkordanzgruppe K1. Der Ko-Zwilling ist/war ebenfalls psychotisch und erfüllt die diagnostischen Kriterien für dieselbe 3stellige (Fxx) Kategorie wie der Index-Zwilling.

Konkordanzgruppe K2. Der Ko-Zwilling ist/war ebenfalls psychotisch. Die Diagnose ist zwar nicht identisch mit der des Index-Zwillings, erfüllt aber die diagnostischen Kriterien für eine der Diagnosen aus dem schizophrenen Spektrum.

Konkordanzgruppe K3. Der Ko-Zwilling leitet/litt zwar nicht an einer schizophrenen Spektrumspsychose, weist aber eine andere relevante psychiatrische Diagnose mit Ausnahme einer dementiellen Erkrankung und Intelligenzminderung auf.

Diskordanz D. Der Ko-Zwilling war nie psychotisch und erweist sich bei der Untersuchung unter Berücksichtigung der Anamnese als psychisch unauffällig und gesund.

5.3.3
Kriterien für Konkordanz/Diskordanz in der *Leonhard Klassifikation*

Leonhard teilt die endogenen Psychosen unter Berücksichtigung von Querschnittsbild, Verlauf und Ausgang in 5 Hauptkategorien ein (siehe 1.1., Abb.1, 4.3.):

1. Monopolar phasische Psychosen
2. Bipolar phasische Psychosen
3. Zykloide Psychosen
4. Unsystematische Schizophrenien
5. Systematische Schizophrenien

Diese 5 Hauptkategorien werden aufgrund spezifischer klinischer Zustandsbilder noch in weitere Subtypen aufgegliedert, was aber für den Zweck unserer Untersuchung zunächst ohne wesentliche Bedeutung ist. Psychosen, bei denen sogenannte „schizophrene Symptome" auftreten, sind die zykloiden Psychosen, die unsystematischen und systematischen Schizophrenien. Diese drei Gruppen umfassen nach unserer Definition bei Anwendung der *Leonhard Klassifikation* die Psychosen des schizophrenen Spektrums.

Es wurden **3 unterschiedliche Konkordanzgruppen (K1, K2, K3)**, und eine Gruppe für **Diskordanz D** gebildet.

Konkordanzgruppe K1. Der Ko-Zwilling ist/war ebenfalls psychotisch und zeigt/zeigte ein psychopathologisches Querschnittsbild unter Berücksichtigung des Krankheitsverlaufes, das die Zuordnung in die gleiche diagnostische Hauptkategorie 3 - 5 erfordert, in die auch der Index-Zwilling klassifiziert wurde.

Konkordanzgruppe K2. Der Ko-Zwilling leidet/litt zwar nicht an der gleichen aber an einer anderen Psychose des schizophrenen Spektrums.

Konkordanzgruppe K3. Der Ko-Zwilling leidet/litt zwar nicht an einer schizophrenen Spektrumpsychose (hier: zykloide Psychose, unsystematische oder systematische Schizophrenie), weist aber eine andere relevante psychiatrische Erkrankung mit Ausnahme einer dementiellen Erkrankung oder relevanten Intelligenzminderung auf.

Diskordanz D. Der Ko-Zwilling war nie psychotisch und erweist sich bei der Untersuchung unter Berücksichtigung der Anamnese als psychisch unauffällig und gesund.

Die Konkordanzraten wurden mit der paarweisen und probandenweisen Methode berechnet. Die paarweise Berechnungsmethode wurde zur statistischen Auswertung der Konkordanzraten der eineiigen und zweieiigen Zwillingspaare (Test für Proportionen) herangezogen (siehe 3.2.3.).

5.4
Auswahl von weiteren Untersuchungsvariablen

Familienanamnese. Zur Erhebung der Familienanamnese wurden zunächst die Angaben aus den Krankenunterlagen der Index-Zwillinge herangezogen. Die weitere Erhebung basierte dann auf der Family History Methode. Neben den beiden Zwillingsprobanden wurden alle lebenden Mütter (81%) und Väter (44%) exploriert. Psychisch kranke Familienangehörige wurden persönlich mit einem semi-strukturierten Interview (SADS-LA) untersucht. Von Angehörigen, die stationär behandelt worden waren, wurden nach Erhalt der Einverständniserklärungen die Krankenunterlagen angefordert. Dies war auch bei allen bereits verstorbenen kranken Angehörigen der Fall. Neben psychotischen Erkrankungen und Suiciden wurden auch andere überdauernde psychische Auffälligkeiten bei den Verwandten, wie Persönlichkeitsstörungen, Alkoholabusus etc. registriert.

Geburtsanamnese (Reihenfolge bei der Geburt, Zahl und Schwere von Geburtskomplikationen). Die Geburtsanamnese wurde aus verschiedenen Informationsquellen erhoben. Zunächst wurden die Krankenblattaufzeichnungen durchgesehen und die Zwillinge selber befragt. Mit allen lebenden Müttern wurde eine ausführliche retrospektive Schwangerschafts- und Geburtsanamnese erhoben. Dies wird in der Literatur als gut reliabel und valide angesehen (*Wenar und Coulter 1962, Feinleig 1985, Little 1986, Gayle et al. 1988, O'Callaghan et al. 1990a*). Leider war es nicht möglich Geburtsprotokolle von Kliniken, in denen Mütter entbunden hatten, zu erhalten. In fast allen Fällen waren diese Aufzeichnungen bereits vernichtet worden. Die Angaben zu den Geburts- und Schwangerschaftskomplikationen wurden schließlich mit der international anerkannten Skala „Severity weight allocation scale for specific complications (*Tabelle 9*, nach *Parnas et al. 1982*) nach Zahl und Schwere geratet.

Tabelle 9. Fuchs-Rating-Skala für Schwangerschafts- und Geburtskomplikationen (nach *Parnas et al.* 1982)

Schwergrad der Komplikation von 1 bis 4		Art der Komplikation
0	=	Keine Komplikationen
1	=	Zangengeburt Sectio Plazentadefekte Frühere Fehlgeburten Blutung nach der Geburt Adipositas der Mutter Enges Becken Krankheit der Mutter in der Schwangerschaft (Zwillingsgeburt) Geburtsverlauf > 24 Stunden
2	=	Schwere Erkrankung der Mutter Plazentainfarkte Abnorme Geburtslage Vorzeitiger Blasensprung Beckenkontraktur während der Geburt Primäre Wehenuntätigkeit Unreifezeichen (Gewicht > 2500g)
3	=	Sekundäre Wehenuntätigkeit Blutung während der Geburt Geburtsverlauf > 48 Stunden
4	=	Asphyxie Nabelschnurumschlingung Andere Nabelschnurkomplikationen Eklampsie Unreifezeichen (Gewicht < 2500g)

Rollenverteilung in der Paarsituation (dominant/untergeordnet). Bei dieser Fragestellung wurden dieselben Informationsquellen benützt wie bei der Erhebung der Geburtsanamnese.

Händigkeit. Allen Zwillingen wurde ein nach *Annett* (1970) modifizierter Händigkeitsfragebogen zur persönlichen Beantwortung vorgelegt. Die Probanden wurden eingeteilt in ausschließliche Rechtshänder, Ambidexter und ausschließliche Linkshänder. Ambidexter und ausschließliche Linkshänder wurden zusammengefaßt und als „Nicht-Rechtshänder" bezeichnet.

6 Ergebnisse

6.1
Ergebnisse der Zwillingserhebung und der Eiigkeitsbestimmung

Zwillingserhebung. Aus ca. 30000 Krankenakten der stationären psychiatrischen Einrichtungen des Bezirkes Unterfranken (Nervenkrankenhäuser Lohr und Werneck, Universitätsklinik Würzburg) waren insgesamt 452 Index-Zwillinge auffindbar, d.h. ca. jeder 66. Patient konnte als Zwillingsgeburt identifiziert werden. Dies entspricht annähernd der Zwillingshäufigkeit in der Normalbevölkerung, so daß kein signifikanter Anteil an stationär psychiatrisch behandelten Zwillingen übersehen wurde. In 82 Fällen war laut Krankenblatt der Zwillingspartner bereits verstorben. Von den verbleibenden 370 Index-Zwillingen mit noch lebenden Ko-Zwillingen zum Zeitpunkt der Hospitalisierung waren 234 Paare gleichgeschlechtlich und 136 Paare verschiedengeschlechtlich. 121 der gleichgeschlechtlichen Index-Zwillinge litten nach den Krankenblattdiagnosen an einer endogenen Psychose, 113 Index-Zwillinge hatten andere Diagnosen (Suchterkrankungen, Neurosen, Organische Hirnerkrankungen etc.). 77 Index-Zwillinge aus 66 Paaren hatten nach den Krankenblättern ICD 9 Diagnosen, die der Kategorie des schizophrenen Spektrums zuzuordnen sind. Von den 66 Paaren war in 6 Fällen ein Partner zum Zeitpunkt der Untersuchung bereits verstorben. Von den verbleibenden 60 Paaren verweigerten von 8 Paaren (13%) einer oder beide Partner die Mitarbeit. In 5 Paaren konnte durch die persönliche Untersuchung die Diagnose einer Psychose des schizophrenen Spektrums nicht bestätigt werden. **Die Studie stützt sich somit auf insgesamt 47 gleichgeschlechtliche Zwillingspaare mit mindestens einem an einer Psychose des schizophrenen Spektrums leidenden Index-Zwilling.**

Eiigkeit. Bei 43 Paaren gelang es von beiden Partnern Blutproben zur molekulargenetischen Eiigkeitsdiagnose zu erhalten. Die Eiigkeitsdiagnosen dieser 43 Paare stimmten in 42 Fällen (97,6%) mit der verwendeten Fragebogenmethode überein. Bei 3 Paaren konnten keine Blutproben erhalten werden, bei einem Paar reichte das entnommene Blut nicht. In diesen 4 Fällen basiert die Eiigkeitsdiagnose allein auf der Fragebogenmethode und dem Ähnlichkeitsvergleich. In der *Tabelle A1* des Anhanges sind alle Eiigkeitsdiagnosen mit dem jeweiligen Wahrscheinlichkeitsgrad aufgeführt. Es fanden sich 22 eineiige und 25 zweieiige Zwillingspaare.

6.2
Die psychiatrischen Diagnosen

In den *Tabellen A2, A3, A4* und *A5* des Anhanges sind die Diagnosen aller Probanden getrennt nach den operationalisierten Klassifikationen (*DSM-III-R/ICD 10*) und der nosologischen Klassifikation (*Leonhard*) aufgelistet. Insgesamt 64 Probanden aus den 47 Paaren litten an Psychosen des schizophrenen Spektrums.
Nach den *DSM-III-R Kriterien* verteilten sich die 64 kranken Probanden auf 30 Schizophrenien, 17 schizoaffektive Psychosen, 5 wahnhafte Störungen, 8 schizophreniforme Störungen und 4 atypische Psychosen.
Bei Anwendung der *ICD 10 Kriterien* fanden sich 30 Schizophrenien, 15 schizoaffektive Psychosen, 5 wahnhafte Störungen, 11 akut vorübergehende psychotische Störungen und 3 andere nichtorganische psychotische Störungen.
Nach der *Leonhard Klassifikation* wurden 31 unsystematische Schizophrenien, 6 systematische Schizophrenien und 27 zykloide Psychosen diagnostiziert.

In der *Tabelle 10* ist die Verteilung der nach *Leonhard* diagnostizierten Probanden auf die verschiedenen Diagnosen des *DSM-III-R* und der *ICD 10* zu sehen. Alle systematischen Schizophrenien erfüllten auch nach *DSM-III-R* und *ICD 10* die Kriterien für eine Schizophrenie. Sowohl die unsystematischen Schizophrenien als auch die zykloiden Psychosen waren dagegen auf eine Vielzahl von *DSM-III-R/ICD 10* Diagnosen verteilt.

Bei den eineiigen Probanden fand sich keine systematische Schizophrenie, während diese Erkrankung bei den zweieiigen Probanden fast ein Drittel aller Diagnosen ausmachte.
Bei den 31 unsystematischen Schizophrenien fand sich eine sehr unterschiedliche Häufigkeit im Vorkommen der klinischen Untergruppen. Die Diagnose einer Kataphasie wurde nur zweimal gestellt (beide Zwillinge eines eineiigen Paares), während 13 Probanden an einer affektvollen Paraphrenie und 16 Probanden an einer periodischen Katatonie litten.

Tabelle 10. Verteilung der nach *Leonhard* klassifizierten Probanden auf verschiedene Diagnosen in den operationalisierten Klassifikationen (*DSM-III-R/ICD 10*)

DSM-III-R		ICD 10	
	Unsystematische Schizophrenien		
	n = 31		
Schizophrenien	n = 20	Schizophrenie	n = 20
Schizoaffektive St.	n = 4	Schizoaffektive St.	n = 4
Schizophreniforme St.	n = 1	Akut vor. psychot. St.	n = 1
Wahnhafte St.	n = 4	Wahnhafte St.	n = 4
Atypische Psychose	n = 2	Andere nicht organisch bedingte Psychose	n = 2
	Systematische Schizophrenien		
	n = 6		
Schizophrenie	n = 6	Schizophrenie	n = 6
	Zykloide Psychosen		
	n = 27		
Schizophrenie	n = 4	Schizophrenie	n = 4
Schizoaffektive St.	n = 13	Schizoaffektive St.	n = 11
Schizophrenif. St	n = 7	Akut vorübergehende psychotische St.	n = 10
Atypische Psychose	n = 2	Wahnhafte Störung	n = 1
Wahnhafte Störung	n = 1	Nicht näher bezeichn. nichtorg. Psychose	n = 1

6.3
Demographische Daten der Probanden

6.3.1
Lebensalter, Erkrankungsalter und Krankheitsdauer

Die Probanden aus den 47 Paaren waren zum Zeitpunkt der Untersuchung 40 Jahre alt (± 13 Standardabweichung, Spannweite: 22 bis 65 Jahre). Das Durchschnittsalter der eineiigen Zwillinge (22 Paare) war 41 Jahre (± 12 Standardabweichung, Spannweite: 22 bis 63 Jahre), das der zweieiigen Zwillinge (25 Paare) betrug 39 Jahre (± 13 Standardabweichung, Spannweite: 22 bis 65 Jahre). Die 22 weiblichen Paare waren durchschnittlich signifikant älter als die 25 männlichen Paare (45 Jahre ± 13 Standardabweichung versus 34 Jahre ± 11 Standardabweichung, t-test für ungepaarte Daten: t = 2,538; p < 0.05). Diese Altersunterschiede blieben auch bestehen wenn eineiige weibliche mit eineiigen männlichen und zweieiige weibliche mit zweieiigen männlichen Paaren verglichen wurden (*Tabelle 11*).

Tabelle 11. Altersunterschiede zwischen weiblichen und männlichen Zwillingspaaren

	Durchschnittsalter zum Zeitpunkt der Studie
Weibliche Paare: (n = 22)	45 Jahre (± 13 SD)
	p < 0.05[1]
Männliche Paare: (n = 25)	34 Jahre (± 11 SD)
Weibliche eineiige Paare: (n = 10)	47 Jahre (± 11 SD)
	p < 0.05[2]
Männliche eineiige Paare: (n = 12)	37 Jahre (± 12 SD)
Weibliche zweieiige Paare: (n = 12)	43 Jahre (± 15 SD)
	ns[2]
Männliche zweieiige Paare: (n = 13)	34 Jahre (± 10 SD)

[1] t-Test für ungepaarte Daten (t = 2.538)
[2] U-Test (kleine Stichprobe)

6.3.1 Lebensalter, Erkrankungsalter und Krankheitsdauer

Das durchschnittliche Erkrankungsalter der kranken Index- und Ko-Zwillinge (n = 64) lag bei 21 Jahren (± 9 Standardabweichung). Vom Erkrankungsbeginn bis zur Nachuntersuchung der kranken Zwillinge waren durchschnittlich 19 Jahre vergangen (± 13 Standardabweichung, Spannweite: 2 Jahre bis 45 Jahre). Der Erkrankungsbeginn wurde definiert durch die ersten objektiv berichteten und dokumentierten Krankheitssymptome. Er war überwiegend identisch mit dem Zeitpunkt der Ersthospitalisierung.

Aus der *Tabelle 12* läßt sich ersehen, daß der zeitliche Abstand zwischen Erkrankungsbeginn und Nachuntersuchung kranker Probanden in 94% der Fälle länger als 4 Jahre, in 64% der Fälle länger als 9 Jahre und in 55% der Fälle länger als 14 Jahre war.

Tabelle 13 zeigt, daß geringe Altersunterschiede im Erkrankungsalter zwischen Männern und Frauen innerhalb einzelner diagnostischer Untergruppen (zykloide Psychosen und andere Spektrumpsychosen außer Schizophrenie nach *DSM-III-R / ICD 10*) bestanden.

Tabelle 12. Zeitlicher Abstand zwischen Erkrankungsbeginn und Nachuntersuchung der 64 kranken Probanden

Abstand	Zahl (Prozent) der Probanden
0 bis 4 Jahre	4 (6,3%)
5 bis 9 Jahre	19 (29,7%)
10 bis 14 Jahre	6 (9,4%)
15 bis 19 Jahre	9 (14,1%)
20 bis 24 Jahre	3 (4,6%)
25 bis 29 Jahre	6 (9,4%)
30 bis 34 Jahre	6 (9,4%)
35 bis 39 Jahre	7 (10,9%)
40 bis 45 Jahre	4 (6,3%)

Tabelle 13. Erkrankungsalter in den verschiedenen diagnostischen Kategorien jeweils im Vergleich von Frauen und Männern

Diagnosen	Erkrankungsalter	
	Weibliche Zwillinge	Männliche Zwillinge
Schizophrenes Spektrum	(n = 31) 22,5 Jahre (± 9,8 SD)	(n = 33) 19,3 Jahre (± 6,5 SD)
Schizophrenie (*DSM-III-R/ICD 10*)	(n = 11) 16,4 Jahre (± 6,9 SD)	(n = 17) 16,6 Jahre (± 7,5 SD)
Andere Diagnosen des schizophrenen Spektrums (*DSM-III-R/ICD 10*)	(n = 20) 24,9 Jahre (± 10,6 SD)	(n = 16) 21,1 Jahre (± 3,9 SD)
Systematische Schizophrenie	(n = 1) 24 Jahre	(n = 5) 17 Jahre (± 8 SD)
Unsystematische Schizophrenie	(n = 15) 18,4 Jahre (± 6,7 SD)	(n = 16) 19,5 Jahre (± 7,9 SD)
Zykloide Psychose	(n = 15) 26,5 Jahre (± 10,8 SD)	(n = 12) 24,1 Jahre (± 7,2 SD)

6.3.2
Soziale Lebenssituation (Schule, Beruf, Familienstand)

Die *Tabellen A6* und *A7* im Anhang zeigen die soziale Lebenssituation der Probanden jeweils zum Zeitpunkt der Ersthospitalisation und zum Zeitpunkt der Nachuntersuchung.
In 30 der 47 Zwillingspaare war jeweils nur ein Zwillingspartner psychotisch krank (= 30 diskordante Paare: 10 eineiige und 20 zweieiige Paare). In 17 Paaren waren beide Partner erkrankt (= 17 konkordante Paare: 12 eineiige und 5 zweieiige Paare). Bei den 12 eineiigen konkordanten Paaren wiesen in 11 Fällen (92%) beide Partner dieselbe Schulbildung auf. Nur in einem Paar (8%) war die Schulbildung unterschiedlich. Bei den 10 diskordanten eineiigen Paaren hatten beide Partner in 7 Fällen (70%) dieselbe Schule durchlaufen und in 3 Fällen (30%) wies der gesunde Partner die höherwertige Schulbildung auf.
Fünf zweieiige Paare waren konkordant. Hier wiesen jeweils beide Partner eines Paares dieselbe Schulbildung auf. Bei den 20 zweieiigen diskordanten Paaren wies nur in einem Fall der kranke Partner die höhere und in 4 Fällen die niedrigere Schulbildung auf. In 15 der zweieiigen diskordanten Paare war die Schulbildung beider Partner gleich gewesen. **Die Häufigkeit, in der der kranke gegenüber seinem gesunden**

6.3.2 Soziale Lebenssituation (Schule, Beruf, Familienstand)

Partner die mindere Schulbildung aufwies, war somit bei diskordanten eineiigen und diskordanten zweieiigen Paaren in etwa gleich. Insgesamt wies bei den diskordanten Paaren in 7 Fällen der später kranke Zwilling die geringere und in einem Fall die höhere Schulbildung auf. In 22 Fällen hatten beide Partner die gleiche Schulbildung. Der Befund ist statistisch nicht signifikant.

Tabelle 14 zeigt, daß sich die Schulbildung der 30 kranken Zwillinge aus den diskordanten Paaren nicht unterschied von der Schulbildung der 34 kranken Zwillinge aus den 17 konkordanten Paaren.

Tabelle 15 zeigt die soziale Situation der kranken Probanden zum Zeitpunkt der Nachuntersuchung. Die 34 Probanden der 17 konkordanten Paare (12 eineiige, 5 zweieiige Paare) sind dabei den 30 Probanden der 30 diskordanten Paare (10 eineiige, 20 zweieiige Paare) gegenübergestellt. Es ist zu sehen, daß sich die soziale Situation der kranken Zwillinge aus den diskordanten Paaren nicht unterschied von der sozialen Situation der kranken Zwillinge der konkordanten Paare.

Tabelle 14. Schulbildung im Vergleich der 34 kranken Zwillinge aus den 17 konkordanten Paaren (12 eineiige, 5 zweieiige Paare) mit den 30 kranken Zwillingen aus den diskordanten Paaren (10 eineiige, 20 zweieiige Paare)

	Ohne Schulabschluß Sonderschule	Hauptschule	Weiterführende Schulen
Kranke Zwillinge der diskordanten Paare (n = 30)	6 (20 %)	14 (47 %)	10 (33 %)
Kranke Zwillinge der konkordanten Paare (n = 34)	12 (35 %)	12 (35 %)	10 (29 %)

Tabelle 15. Soziale Situation im Vergleich der 34 kranken Zwillinge aus den 17 konkordanten Paaren (12 eineiige, 5 zweieiige Paare) mit den 30 kranken Zwillingen aus den diskordanten Paaren (10 eineiige, 20 zweieiige Paare) zum Zeitpunkt der Nachuntersuchung

Soziale Situation	Probanden konkordanter Paare (n = 34)	kranke Probanden diskordanter Paare (n = 30)
Berufstätig/Haushalt/ normale Altersrente	9 (26 %)	10 (33 %)
Arbeitslos/Rehamaßnahme	10 (29 %)	9 (30 %)
Frührente	4 (12 %)	5 (17 %)
Wohnsitzlos	3 (9 %)	0
Heim/dauerhospitalisiert	8 (24 %)	6 (20 %)
Verheiratet/feste Partnerschaft	7 (21 %)	6 (20 %)

Die 30 gesunden Partner aus den diskordanten Paaren waren alle zum Zeitpunkt der Nachuntersuchung beruflich und/oder familiär integriert (23 im Beruf, 7 im Haushalt). Dies war nur bei 10 der 30 erkrankten Partner (33%) der Fall (7 im Beruf, 3 im Haushalt). 25 der 30 gesunden Partner (83%), dagegen nur 6 der 30 Erkrankten (20%) waren verheiratet oder lebten in einer festen Partnerschaft.

Die *Tabelle 16* zeigt die Schulbildung der kranken Probanden nach der diagnostischen Aufteilung nach *Leonhard*. Eine Aufspaltung in eineiige und zweieiige Probanden im Rahmen dieser Tabelle ist wegen der dann resultierenden geringen Fallzahlen nicht sinnvoll. Es zeigte sich, daß Probanden mit periodischer Katatonie häufiger als alle anderen ohne Schulabschluß oder Sonderschüler gewesen waren.

Auch in der sozialen Langzeitprognose gab es erhebliche Unterschiede zwischen einzelnen diagnostischen Untergruppen (*Tabelle 17*). Von den Probanden mit systematischer Schizophrenie war zum Zeitpunkt der Ersthospitalisation keiner sozial integriert gewesen und auch bei der Nachuntersuchung war dies nicht der Fall. Ähnlich ungünstig sah es bei Probanden mit periodischer Katatonie aus. Ca. die Hälfte war kurz vor der Ersthospitalisation noch berufstätig gewesen, dagegen keiner mehr bei der Nachuntersuchung. Bei Probanden mit affektvoller Paraphrenie und zykloider Psychose waren zum Zeitpunkt der Ersthospitalisation 100% sozial integriert. Bei der Nachuntersuchung waren von den Probanden mit zykloider Psychose noch 67%, von den Probanden mit affektvoller Paraphrenie noch 38% sozial gut eingebunden.

6.3.2 Soziale Lebenssituation (Schule, Beruf, Familienstand)

Tabelle 16. Schulbildung der 64 kranken Zwillinge (eineiig und zweieiig) nach differenzierter Diagnostik

Diagnosen	Ohne Schulabschluß Sonderschule	Hauptschule	Weiterführende Schule
Zwillinge mit systematischer Schizophrenie (n = 6)	2 (33%)	1 (17%)	3 (50%)
Zwillinge mit Kataphasie (n = 2)	2	0	0
Zwillinge mit periodischer Katatonie (n = 16)	11 (69%)	5 (36%)	0
Zwillinge mit affektvoller Paraphrenie (n = 13)	0	4 (36%)	9 (69%)
Zwillinge mit zykloider Psychose (n = 27)	3 (10%)	16 (59%)	8 (30%)

Tabelle 17. Soziale Situation der 64 kranken Zwillinge (eineiige und zweieiige zusammen) bei Ersthospitalisation und zum Zeitpunkt der Nachuntersuchung nach differenzierter Diagnostik

Diagnosen	Berufstätig/Haushalt Ausbildung/Altersrente		Verheiratet/feste Partnerschaft	
	Ersthosp./	Nachunters.	Ersthosp./	Nachunters.
Zwillinge mit systematischer Schizophrenie (n = 6)	0	0	0	0
Zwillinge mit Kataphasie (n = 2)	2	0	0	0
Zwillinge mit periodischer Katatonie (n = 16)	9 (56%)	0	0	0
Zwillinge mit affektvoller Paraphrenie (n = 13)	13 (100%)	5 (38%)	3 (23%)	4[a](31%)
Zwillinge mit zykloider Psychose (n = 27)	27 (100%)	18 (67%)	6 (22%)	8[b](30%)

[a] Eine Probandin heiratete nach der Ersthospitalisation, war aber zum Zeitpunkt der Nachuntersuchung wieder geschieden
[b] Eine zum Zeitpunkt der Ersthospitalisation verheiratete Probandin war bei der Nachuntersuchung geschieden.
Eine zum Zeitpunkt der Ersthospitalisation ledige Probandin war bei der Nachuntersuchung verwitwet.

6.4
Die Konkordanzraten

In über 90% unserer Probanden liegt die Ersterkrankung des Index-Zwillings mehr als 4 Jahre zurück (*Tabelle 12*). Das zeitliche Intervall bis zum Eintreten der Konkordanz betrug bei den 17 konkordanten Paaren im Mittel 3,9 Jahre (± 5,1 Standardabweichung).
In 76% der Fälle wurden die Paare innerhalb von 4 Jahren konkordant. Nur in einem Fall war das Intervall länger als 10 Jahre (*Tabelle 18*). Alle Probanden mit periodischer Katatonie wurden innerhalb von 4 Jahren konkordant. Darin unterschieden sie sich signifikant ($x^2 = 6,2$, df = 2, $p < 0.05$) von Probanden mit affektvoller Paraphrenie, wovon zwei Paare erst erheblich später konkordant wurden (8 und 16 Jahre später). Ein Paar wurde nach 8 Jahren konkordant für eine zykloide Psychose. Die *Tabelle 19* zeigt die im Rahmen der Alterskorrektur nach *Strömgren* (siehe 3.2.3) errechneten Bezugsziffern für die Probanden, die zum Zeitpunkt der Untersuchung gesund waren.

Tabelle 18. Zeitliches Intervall bis zum Eintreten der Konkordanz bei den zum Untersuchungszeitpunkt 17 konkordanten Paaren

Paar Nr.	Eiigkeit	Intervall (Jahre)	Diagnosen
W1	EE	0	Affektvolle Paraphrenie
M2	EE	1	Zykloide Psychose
M8	EE	0	Periodische Katatonie
W9	EE	0	Periodische Katatonie
M12	ZZ	2	Periodische Katatonie
M15	EE	2	Periodische Katatonie
M19	EE	1	Periodische Katatonie
W21	ZZ	4	Zykloide Psychose
W27	EE	8	Zykloide Psychose
W29	EE	0	Zykloide Psychose
W32	EE	4	Periodische Katatonie
W36	EE	16	Affektvolle Paraphrenie
W38	EE	8	Affektvolle Paraphrenie
M40	ZZ	4	Zykloide Psychose
M41	ZZ	7	Affektvolle Paraphrenie
M42	EE	2	Kataphasie
W43	ZZ	2	Periodische Katatonie

Tabelle 19. Bezugsziffern für die Alterskorrektur nach *Strömgren* (1936, aus Orginaltabelle) für die zum Zeitpunkt der Nachuntersuchung gesunden Probanden (0.00 = der Proband wird nicht gezählt; 1,00 = der Proband wird voll gezählt)

Proband Nr.	Alter	Erkrankungsalter des Partners	Bezugsziffer
M 3-1	42 J.	14 J.	1,00
W 4-2	45 J.	18 J.	0,96
M 6-1	53 J.	28 J.	1,00
M 7-1	29 J.	22 J.	0,73
W 10-2	50 J.	18 J.	0,99
M 11-1	28 J.	26 J.	0,68
M 13-2	41 J.	5 J.	1,00
M 14-2	22 J.	19 J.	0,38
M 16-1	37 J.	18 J.	0,97
W 17-1	42 J.	24 J.	0,90
M 18-1	25 J.	17 J.	0,66
W 20-1	34 J.	24 J.	0,74
W 22-1	22 J.	14 J.	0,64
W 23-2	31 J.	26 J.	0,63
W 24-1	42 J.	27 J.	0,89
M 25-2	57 J.	28 J.	1,00
W 26-3	33 J.	18 J.	0,80
M 28-1	33 J.	27 J.	0,83
M 30-1	25 J.	17 J.	0,66
W 31-1	46 J.	28 J.	0,67
W 33-1	64 J.	19 J.	1,00
M 34-2	32 J.	19 J.	0,95
W 35-2	55 J.	21 J.	0,96
M 37-1	59 J.	15 J.	1,00
W 39-2	27 J.	25 J.	0,59
W 44-1	34 J.	27 J.	0,83
W 45-2	62 J.	42 J.	1,00
M 46-2	29 J.	24 J.	0,71
M 47-2	36 J.	30 J.	0,79

6.4.1
Paarweise Berechnung der Konkordanzraten (siehe 3.2.3 und Abb 3.)

Die Bezeichnungen **K1, K2 und K3** stehen für den Grad der Konkordanz des Ko-Zwillings zum Index-Zwilling (siehe 5.3.). Für jedes Klassifikationsschema wurden hierfür genaue Definitionen gegeben. In den operationalisierten Diagnosesystemen ist die Gruppe K1 so definiert, daß beide Probanden eines Paares an einer Psychose mit der gleichen dreistelligen Kodierung leiden (enges Konkordanzkriterium). Die Gruppe K1 + K2 bedeutet, daß beide Probanden an irgendeiner Psychose des schizophrenen Spektrums leiden (dieses Kriterium wurde in den meisten frühen Zwillingsstudien verwendet). In der Gruppe K1 + K2 + K3 sind die Paare zusammengefaßt, in denen beide Partner psychotisch sind (waren) *und* Paare in denen der Ko-Zwilling zwar nicht psychotisch ist (war), aber eine andere relevante psychiatrische Störung erkennen läßt (weitestes Konkordanzkriterium).

Die nach operationalisierter Diagnostik (*DSM-III-R und ICD 10*) errechneten paarweisen Konkordanzraten zeigt *Tabelle 20*. Zum direkten Vergleich mit den bisherigen Zwillingsstudien in der Schizophrenieforschung muß die Konkordanzgruppe K1 + K2 betrachtet werden. Sie beträgt für eineiige Paare 50% und für zweieiige Paare 20% (alterskorrigiert: 55% und 23%). Diese Werte decken sich gut mit dem Mittelwert aus den Konkordanzraten aller bisherigen Zwillingsstudien (eineiige Paare 54%, zweieiige Paare 10%, ohne Alterskorrektur).

Betrachtet man nur die Psychosen, die die engen Kriterien für Schizophrenie erfüllen, findet man bei den eineiigen Paaren eine erheblich höhere Konkordanzrate von jetzt 78%. Dies entspricht in etwa den Konkordanzraten, die frühere Autoren (*Kallmann, Inouye, Gottesman und Shields*) für „schwer erkrankte" Index-Zwillinge gefunden hatten (siehe *Tabelle 5*). Für die „anderen Diagnosen des schizophrenen Spektrums" errechnete sich dagegen eine wesentlich geringere Konkordanzrate von nur 31% (alterskorrigiert 36%). Dies entspricht in der *Tabelle 5* den Konkordanzraten, wie sie für „leichter oder vorübergehend kranke" Index-Zwillinge berichtet wurden.

In unserem Kollektiv waren in der Gesamtgruppe des schizophrenen Spektrums und in der enger definierten Schizophreniegruppe die Konkordanzraten eineiiger Probanden statistisch signifikant höher als die Konkordanzraten der zweieiigen Probanden. Die Konkordanzrate der eineiigen Probanden in der eng definierten Schizophreniegruppe war im Sinne eines statistischen Trends höher als die Konkordanzrate der übrigen Spektrumspsychosen nach *DSM-III-R/ICD 10* (x^2 = 3,01, df = 1, p < .1).

Tabelle 20. Paarweise Konkordanzraten bei Anwendung einer operationalisierten Diagnostik nach *DSM-III-R/ICD 10* (K1, K2 und K3 bedeuten unterschiedliche Definitionen für Konkordanz, siehe 5.3. und Text). In Klammern sind die alterskorrigierten Werte angegeben

Schizophrenes Spektrum

	EE n = 22	ZZ n = 25	Test für Proportionen
Gruppe K1	10 = **46%** (50%)	4 = **16%** (18%)	
95% Vertrauensintervall	24% - 68%	1% - 33%	z = 1.77, p = .075
Gruppe K1+K2	11 = **50%** (55%)	5 = **20%** (23%)	
95% Vertrauensintervall	28% - 72%	4% - 40%	z = 1.65, p = .099
Gruppe K1+K2+K3	14 = **64%** (70%)	6 = **24%** (27%)	
95% Vertrauensintervall	44% - 88%	8% - 44%	z = 2.26, p = .002

Enge Schizophreniekriterien

	EE n = 9	ZZ n = 12	Test für Proportionen
Gruppe K1	6 = **67%** (67%)	2 = **17%** (18%)	
95% Vertrauensintervall	36% - 98%	0% - 39%	z = 1.88, p = .06
Gruppe K1+K2	7 = **78%** (78%)	3 = **25%** (27%)	
95% Vertrauensintervall	56% - 100%	1% - 50%	z = 1.97, p = .049
Gruppe K1+K2+K3	9 = **100%**	3 = **25%** (27%)	
95% Vertrauensintervall	100%	0% - 50%	z = 2.99, p = .003

Andere Diagnosen des schizophrenen Spektrums

	EE n = 13	ZZ n = 13	Test für Proportionen
Gruppe K1	4 = **31%** (36%)	2 = **15%** (18%)	ns
Gruppe K1+K2	4 = **31%** (36%)	2 = **15%** (18%)	ns
Gruppe K1+K2+K3	5 = **38%** (45%)	3 = **23%** (28%)	ns

Die paarweisen Konkordanzraten bei Anwendung der *Leonhard Klassifikation* zeigt *Tabelle 21*. Die Konkordanzgruppe K1 bedeutet hier, daß beide Partner eines Paares der gleichen diagnostischen Unterform des schizophrenen Spektrums (unsystematische Schizophrenie bzw. systematische Schizophrenie bzw. zykloide Psychose) angehören. Die Konkordanzgruppe K1 + K2 faßt Paare zusammen, in denen beide Partner eine Psychose aus dem schizophrenen Spektrum haben. Die Konkordanzgruppe K1 + K2 + K3 umfaßt zusätzlich solche Paare, in denen der Ko-Zwilling nicht psychotisch ist (war), aber an einer anderen relevanten psychischen Störung leidet (siehe 5.3.3.).

Bei den systematischen Schizophrenien kamen keine eineiigen Zwillinge vor und alle 6 zweieiigen Paare waren diskordant. Die paarweise Konkordanzrate der unsystematischen eineiigen Zwillinge betrug 82% (alterskorrigiert 82%), die der zweieiigen Paare 25% (alterskorrigiert 27%). Bei den prognostisch günstigen zykloiden Psychosen betrug die paarweise Konkordanzrate eineiiger Paare 27% (alterskorrigiert 33%), die der zweieiigen Paare 18% (alterskorrigiert 20%). Die statistischen Berechnungen ergaben einen signifikanten Unterschied in den Konkordanzraten eineiiger und zweieiiger Paare nur in der Gruppe der unsystematischen Schizophrenien. Die Konkordanzrate der eineiigen Probanden bei den unsystematischen Schizophrenien war statistisch signifikant höher als die Konkordanzrate der eineiigen Probanden mit zykloider Psychose ($x^2 = 5,3$, df = 1, p < .05).

Tabelle 21. Paarweise Konkordanzraten bei Anwendung der *Leonhard Klassifikation* (K1, K2 und K3 bedeuten unterschiedliche Definitionen für Konkordanz, siehe 5.3. und Text). In Klammern sind die alterskorrigierten Werte angegeben.

Systematische Schizophrenien

	EE n = 0	ZZ n = 6
Gruppe K1	-	0%
Gruppe K1+K2	-	0%
Gruppe K1+K2+K3	-	0%

Unsystematische Schizophrenien

	EE n = 11	ZZ n = 8	Test für Proportionen	
Gruppe K1	9 = **82%** (82%)	2 = **25%** (27%)		
95% Vertrauensintervall	59% - 100%	0% - 55%	z = 2.02,	p = .044
Gruppe K1+K2	9 = **82%** (82%)	2 = **25%** (27%)		
95% Vertrauensintervall siehe oben			"	p = .044
Gruppe K1+K2+K3	11 = **100%**	4 = **50%** (53%)		
95% Vertrauensintervall	100%	15% - 85%	z = 2.07,	p = .038

Zykloide Psychosen

	EE n = 11	ZZ n = 11	Test für Proportionen
Gruppe K1	3 = **27%** (33%)	2 = **18%** (22%)	ns
Gruppe K1+K2	3 = **27%** (33%)	2 = **18%** (22%)	ns
Gruppe K1+K2+K3	3 = **27%** (33%)	2 = **18%** (22%)	ns

6.4.2
Probandenweise Berechnung der Konkordanzraten (siehe 3.2.3)

Die probandenweise errechnete Konkordanzrate ist unmittelbar mit den empirischen Wiederholungsziffern aus Familienuntersuchungen vergleichbar. Die probandenweise Konkordanzrate im Mittel aller bisherigen Zwillingsstudien beträgt bei eineiigen Zwillingen 58%, bei zweieiigen Zwillingen 15%. Aus *Tabelle 22* ist ersichtlich, daß sich die Ergebnisse unserer Studie nach Anwendung von operationalisierter Diagnostik bei den Psychosen des schizophrenen Spektrums (Konkordanzgruppe K1 + K2, siehe 6.4.1.) hiervon kaum unterscheiden. Eineiige Probanden waren zu 65% (alterskorrigiert 69%) konkordant, zweieiige Probanden waren in 26% der Fälle (alterskorrigiert 29%) konkordant.

Der Index für Heritabilität (= Maß für den genetischen Anteil an der beobachteten Gesamtvarianz eines kontinuierlich verteilten Merkmals, siehe 3.2.3.) war in unserem Kollektiv 0,60 und damit etwas geringer (nicht signifikant) als der Mittelwert aller bisherigen Zwillingsstudien (0,72).

Für Index-Zwillinge, auf die nach *DSM-III-R/ICD 10* die Diagnose einer Schizophrenie zutraf, errechnete sich in unserem Kollektiv ein Heritabilitätsindex von 0,71, während der Wert bei den „anderen Diagnosen des schizophrenen Spektrums" nur 0,45 betrug.

Der Quotient aus den eineiigen und zweieiigen Konkordanzraten lag in der Gruppe mit *DSM-III-R/ICD 10* Schizophrenien über 3,5, während der Quotient in der Gruppe der übrigen *DSM-III-R/ICD 10* Diagnosen knapp unter dem Wert 2 lag.

Tabelle 22. Probandenweise Konkordanzraten (n = Anzahl der Indexfälle) bei Anwendung einer operationalisierten Diagnostik (*DSM-III-R/ICD 10*). (K1, K2 und K3 bedeuten unterschiedliche Definitionen für Konkordanz, siehe 5.3. und Text). In Klammern sind die alterskorrigierten Werte angegeben.

Schizophrenes Spektrum

	EE n = 31	ZZ n = 27	Index für Heritabilität	EE/ZZ Quotient
Gruppe K1	19 = **61%** (65%)	6 = **22%** (25%)	0,64	2,77
Gruppe K1+K2	20 = **65%** (69%)	7 = **26%** (29%)	0,60	2,50
Gruppe K1+K2+K3	23 = **74%** (79%)	8 = **30%** (34%)	0,59	2,47

Enge Schizophreniekriterien

	EE n = 14	ZZ n = 12	Index für Heritabilität	EE/ZZ Quotient
Gruppe K1	11 = **79%** (79%)	2 = **17%** (18%)	0,78	4,65
Gruppe K1+K2	12 = **86%** (86%)	3 = **25%** (27%)	0,71	3,44
Gruppe K1+K2+K3	14 = **100%**	3 = **25%** (27%)	0,75	4,00

Andere Diagnosen des schizophrenen Spektrums

	EE n = 17	ZZ n = 15	Index für Heritabilität	EE/ZZ Quotient
Gruppe K1	8 = **47%** (53%)	4 = **26%** (29%)	0,45	1,81
Gruppe K1+K2	8 = **47%** (53%)	4 = **26%** (29%)	0,45	1,81
Gruppe K1+K2+K3	9 = **53%** (60%)	5 = **33%** (36%)	0,40	1,61

6.4.2 Probandenweise Berechnung der Konkordanzraten

Die probandenweisen Konkordanzraten bei Anwendung der Klassifikation nach *Leonhard* sind in **Tabelle 23** aufgeführt. Bei den eineiigen unsystematischen Schizophrenien betrug sie 89% im Vergleich zu 25% bei den zweieiigen Zwillingen (alterskorrigiert 27%). Die Berechnung der Heritabilität ergab einen Wert von 0,72. Der Quotient der Konkordanzraten aus eineiigen und zweieiigen Paaren lag über dem Wert 3,5.

Bei den zykloiden Psychosen war die Konkordanzrate der eineiigen Zwillinge nur unwesentlich höher (39%, alterskorrigiert 45%) als die der zweieiigen Zwillinge (31%, alterskorrigiert 35%). Der Heritabilitätsindex war deshalb mit nur 0,21 auch dementsprechend niedrig. Der Quotient der Konkordanzraten aus eineiigen und zweieiigen Paaren lag nur knapp über dem Wert 1.

Tabelle 23. Probandenweise Konkordanzraten (n = Anzahl der Indexfälle) bei Anwendung der *Leonhard Klassifikation* (K1, K2 und K3 bedeuten unterschiedliche Definitionen für Konkordanz, siehe 5.3. und Text). In Klammern sind die alterskorrigierten Werte angegeben.

Systematische Schizophrenien

	EE n = 0	ZZ n = 6	Index für Heritabilität	EE/ZZ Quotient
Gruppe K1	0%	-	-	-
Gruppe K1+K2	-	0%	-	-
Gruppe K1+K2+K3	-	0%	-	-

Unsystematische Schizophrenien

	EE n = 18	ZZ n = 8	Index für Heritabilität	EE/ZZ Quotient
Gruppe K1	16 = **89%** (89%)	2 = **25%** (27%)	0,72	3,56
Gruppe K1+K2	16 = **89%** (89%)	2 = **25%** (27%)	0,72	3,56
Gruppe K1+K2+K3	18 = **100%**	4 = **50%** (53%)	0,50	2,00

Zykloide Psychosen

	EE n = 13	ZZ n = 13	Index für Heritabilität	EE/ZZ Quotient
Gruppe K1	5 = **39%** (45%)	4 = **31%** (35%)	0,21	1,25
Gruppe K1+K2	5 = **39%** (45%)	4 = **31%** (35%)	0,21	1,25
Gruppe K1+K2+K3	5 = **39%** (45%)	4 = **31%** (35%)	0,21	1,25

Gesonderte Betrachtung verdient die **Konkordanzgruppe K1 + K2 + K3**. Diese weite Definition der Kriterien für Konkordanz zwischen Index-Zwilling und Ko-Zwilling erhöht in fast allen diagnostischen Gruppierungen, mit Ausnahme der Kategorie systematische Schizophrenien, sowohl die Konkordanzraten der eineiigen als auch der zweieiigen Paare (*Tabellen 20, 21, 22, 23*). **Bei den eineiigen Paaren mit Schizophrenie nach *DSM-III-R/ICD 10* Kriterien und mit unsystematischer Schizophrenie nach *Leonhard* stieg die Konkordanz der eineiigen Zwillinge sogar auf 100%.**

Bei den zweieiigen Paaren mit Schizophrenie nach *DSM-III-R/ICD 10* erhöhte sich die Konkordanz nur geringfügig auf 25%, während sie bei zweieiigen Paaren mit unsystematischer Schizophrenie auf 50% anstieg. Diese Diskrepanz kommt dadurch zustande, daß bei den zweieiigen Paaren mit *DSM-III-R/ICD 10* Schizophrenien alle systematischen Schizophrenien nach *Leonhard* (die ja nur bei zweieiigen Probanden vorkamen) auftauchten, die ausnahmslos einen gesunden Partner hatten (siehe 6.2.).

6.5
Kurzkasuistiken mit Familienanamnese

6.5.1
Eineiige konkordante Paare

14 der 22 eineiigen Paare gehören den Konkordanzgruppen K1, K2 und K3 an (W1, M2, M8, W9, M15, M19, M25, W27, W29, W32, W36, M37, W38, M42). Ihre Kurzkasuistiken mit Familienanamnese werden im folgenden dargestellt.

Probandinnen W 1-1 und W 1-2 (konkordant K1):

W 1-1 und W 1-2 erkrankten zur gleichen Zeit und wurden auf Veranlassung der Mutter mit 25 Jahren erstmals stationär aufgenommen. Sie waren bei der Aufnahme logorrhoisch, sehr erregt und gereizt. Energisch bestritten sie die Tatsachen, sich beeinträchtigt, verfolgt gefühlt und sich von der Außenwelt abgekapselt zu haben. Trotz einer gewissen Beruhigung fehlten bis zur Entlassung Krankheitsgefühl und Krankheitseinsicht. Sie fühlten sich um ihr Erbe betrogen und glaubten vergiftet worden zu sein. Nach der Entlassung wurden sie wohnsitz- und arbeitslos, fuhren im Land herum, nächtigten auf Kosten der Sozialhilfe in Hotels. Mehrere stationäre Aufenthalte folgten. Paranoide Beeinträchtigungsideen bei einem gereizt feidseeligen Affekt standen stets im Vordergrund. **Bei der Nachuntersuchung** waren die Schwestern 35 Jahre alt, körperlich verwahrlost und bizarr grell-bunt gekleidet. Wieder bestanden Logorrhoe und gereizt-aggressive Stimmungslage. Man habe sie um ihr Erbe betrogen und mit Drogen vergiftet. Seit Jahren mache man sie psychisch fertig. Sie seien „Elitemenschen" und es stünde ihnen eine besondere Behandlung zu. Halluzinationen und Ichstörungen fehlten im ganzen Verlauf der Krankheit.
Familienanamnese: Die 60jährige Mutter und der 4 Jahre ältere Bruder wurden persönlich untersucht. Die Mutter ist wegen depressiver Verstimmungen seit Jahren in ambulanter nervenärztlicher Behandlung. Bei der Untersuchung war sie sehr redselig, übermäßig geschminkt und bezeichnete sich als ängstlich und wenig belastbar. Der Bruder der Zwillinge erschien psychisch stabil und gesund. Der Vater war bereits verstorben. Er sei Alkoholiker gewesen und habe eine überhebliche Art gehabt, sei oft ausfällig geworden und habe gelegentlich Größenideen geäußert. Manchmal habe er wirr gesprochen und sich verfolgt gefühlt.
Diagnosen: W 1-1/2 nach DSM-III-R und ICD 10 wahnhafte Störung.
Leonhard Klassifikation: W 1-1/2 affektvolle Paraphrenie.

6.5.1 Eineiige konkordante Paare

Probanden M 2-1 und M 2-2 (konkordant K1):

M 2-2 erkrankte ein Jahr früher als sein Bruder M 2-1 mit 21 Jahren. Es kam bisher zu 4 akuten psychotischen Episoden mit jeweils vollständiger Remission. Bei der ersten Phase lud er die aufnehmenden Ärzte zum Tanzen ein, hüpfte und tänzelte dabei selber ununterbrochen herum. Seine Stimmung war entweder freudig-gehoben oder gereizt-fordernd. Er sprühte vor Einfällen, zeigte aber keine Ideenflucht. Er äußerte Größenideen und Allmachtsgedanken. Bei mehreren Phasen traten neben den maniformen Größenideen auch Verfolgungs- und Beziehungsideen sowie Gedankenausbreitung auf. Jede Krankheitsphase war geprägt durch eine extreme psychomotorische Unruhe mit ziellosem Bewegungsdrang. Einmal lag er mehrere Stunden völlig erstarrt im Bett.
Der Bruder **M 2-1** fiel durch fremdgefährdendes Verhalten im Straßenverkehr auf. Im Krankenhaus zeigte er Rededrang, gehobene Stimmung, äußerte zusammenhanglose Größenideen, glaubte ganz unglaubliche Dinge bewirken zu können. Daneben fanden sich plötzliche Angstgefühle, weil er sich beobachtet und bedroht glaubte. Er gab an viele Stimmen zu hören, unter anderem die Stimme von Jesus. Das äußere Verhalten war geprägt durch eine ungezielte psychomotorische Erregung, immer wieder stieß er unartikulierte Laute aus und machte „bizarre" Bewegungen. Auch bei der zweiten Krankheitsphase war die extreme psychomotorische Unruhe sehr auffällig. **Bei der Nachuntersuchung** waren die Probanden 29 Jahre alt und gesund.
Familienanamnese: Der 65jährige Vater, die drittgeborene Drillingsschwester und ein 4 Jahre älterer Bruder konnten persönlich untersucht werden. Der Vater und die Drillingsschwester waren gesund. Der ältere Bruder war zweimal wegen einer endogenen Depression in stationärer Behandlung gewesen. Bei der Untersuchung war er schüchtern und zurückhaltend, ansonsten unauffällig. Die Mutter verstarb im Alter von 59 Jahren. Sie war viele Jahre lang im Anschluß an einen schweren Autounfall hypochondrisch klagsam gewesen. Eine 3 Jahre ältere Schwester, 2 ältere Brüder (6 und 4 Jahre älter) und eine 3 Jahre jüngere Schwester seien psychisch gesund.
Diagnosen: M 2-1/2 nach DSM-III-R schizoaffektive Psychose, nach ICD 10 akute vorübergehend psychotische Störung.
Leonhard Klassifikation: M 2-1/2 zykloide Psychose (Motilitätspsychose mit Angst).

Probanden M 8-1 und M 8-2 (konkordant K1):

Bei beiden Probanden traten nach einer zunächst unauffälligen frühkindlichen Entwicklung ab dem 4.Lebensjahr immer wieder schwere Erregungen mit Fremd- und Eigenaggressionen auf. Sie wurden deshalb zunächst in einem Pflegeheim und mit 19 Jahren in einem psychiatrischen Krankenhaus untergebracht. Die periodischen planlosen psychomotorischen Erregungen mit stereotypen Bewegungsabläufen, Einnehmen von vertrackten Haltungen, plötzlicher Fremd- und Eigenaggressivität nahmen an Häufigkeit und Heftigkeit zu. In diesen Perioden traten immer wieder auch akustische Halluzinationen auf. Obwohl die Probanden in freien

Intervallen führbar und anhänglich waren, war eine Entlassung nicht mehr möglich. Die Erregungen waren schließlich nur durch stereotaktische Operationen beherrschbar. **Bei der Nachuntersuchung** waren die Probanden 40 Jahre alt. Sie sprachen kein Wort, waren affektiv schwer abgestumpft, wendeten sich auf Ansprache träge zu. Ihre Psychomotorik war eckig, steif und unharmonisch. Kein Anhalt für Wahnideen und Halluzinationen. Händchenhaltend gingen sie auf der Station herum.
Familienanamnese: Es konnten keine lebenden Angehörigen untersucht werden. Die Probanden haben keine Geschwister. Über die bereits verstorbene Mutter war in der Krankengeschichte nichts vermerkt. Der Vater sei Alkoholiker gewesen und habe sich suicidiert.
Diagnosen: M 8-1/2 nach DSM-III-R und ICD 10 katatone Schizophrenie.
Leonhard Klassifikation: M 8-1/2 periodische Katatonie.

Probandinnen W 9-1 und W 9-2 (konkordant K1):

Die Zwillinge wurden mit 2 Jahren in ein Pflegeheim gegeben, weil die Mutter sie völlig verwahrlosen ließ. Mit 4 Jahren mußten sie wegen einer nicht tragbaren Unruhe in einem psychiatrischen Krankenhaus aufgenommen werden. Die folgenden Jahre wechselten sich wochenlange ziellose psychomotorische Unruhe in Verbindung mit unberechenbarer Fremdaggressivität und Zerstörungsdrang und ruhiges, anhängliches Verhalten ab. Beide Probandinnen besuchten schließlich eine Sonderschule und konnten in einer beschützten Werkstätte integriert werden. Mit 27 Jahren wurden sie erneut psychiatrisch auffällig. Plötzlich kam es wieder zu schweren, oft hysterisch anmutenden aggressiven Erregungszuständen mit Selbstbeschädigungstendenzen. Über Wochen wechselten Negativismus, dysphorische Gereiztheit und agitierte Weinerlichkeit einander ab. Akustische Halluzinationen wurden vermutet, W 9-2 äußerte Vergiftungsängste. Tagelang zeigten sie ein aufdringliches, klebriges Kontaktverhalten. Die Behandlung auf verschiedenen Stationen war unumgänglich. Dazwischen lagen dann immer wieder Monate in denen sie weitgehend unauffällig und gut führbar waren. **Bei der Nachuntersuchung** waren die Probandinnen 34 Jahre alt. Sie zeigten beide eine starre ausdruckslose Mimik, erschienen lahm und interesselos. Es fand sich eine schwere affektive Abgestumpftheit. Ihre Antworten waren kurz und nichtssagend. Wahn und Halluzinationen fehlten.
Familienanamnese: Angehörige konnten nicht untersucht werden. Die Mutter habe 4 Kinder von drei verschiedenen Männern. Die Kinder habe sie verwahrlosen lassen und zeitweise habe sie übermäßig dem Alkohol zugesprochen. Der Vater sei aufbrausend und unbeherrscht und habe auch zum Alkoholmißbrauch geneigt. Eine Schwester des Vaters sei „geistig beschränkt" gewesen. Ein Bruder des Großvaters väterlicherseits sei in seinem Dorf als „Spinner" bezeichnet worden. Über das Schicksal der Halbgeschwister fanden sich keine Aufzeichnungen.
Diagnosen: W 9-1/2 nach DSM-III-R und ICD 10 katatone Schizophrenie.
Leonhard Klassifikation: W 9-1/2 periodische Katatonie.

Probanden M 15-1 und M 15-2 (konkordant K1):

Die Zwillinge wuchsen ohne Eltern in einem Heim auf und besuchten die Sonderschule. Ab dem 15.Lebensjahr traten bei **M 15-1** immer wieder schwere psychomotorische Erregungszustände mit Fremdaggression auf. Nach solchen Erregungen war er oft über Monate reizbar und negativistisch abweisend oder distanzlos umtriebig. Es wurden auch befehlende Stimmen erwähnt. In den Zwischenzeiten war er eher lahm und interesselos. Mit 30 Jahren wurde er in ein beschütztes Wohnheim entlassen aber bald darauf wegen erneuter katatoner Erregungszustände wieder aufgenommen. **Bei der Nachuntersuchung** war der 41jährige Proband affektiv stumpf, lahm und interesselos. Die Psychomotorik war steif und unharmonisch, Wahnideen und Halluzinationen fehlten.

Der Bruder **M 15-2** erkrankte mit 17 Jahren an einer gleichartigen Psychose. Ebenfalls in periodischen Abständen traten schwere psychomotorische Erregungszustände auf. In den freien Intervallen zeigte auch er ein stumpfes Residuum ohne produktive Symptome oder war lästig aufdringlich. Eine Entlassung aus dem Krankenhaus war nicht mehr möglich. **Bei der Nachuntersuchung** war er 40 Jahre alt, distanzlos aber lahm und ohne höhere Interessen.

Familienanamnese: Es konnten keine Angehörigen untersucht werden. Die Mutter sei bei der Geburt der Zwillinge gestorben. Der Vater habe sich erhängt. Keine weiteren Geschwister.

Diagnosen: M 15-1/2 nach DSM-III-R und ICD 10 katatone Schizophrenie.
Leonhard Klassifikation: M 15-1/2 periodische Katatonie.

Probanden M 19-1 und M 19-2 (konkordant K1):

M 19-1 wurde vom Vater wegen Alkoholabusus zur stationären Aufnahme gebracht. Er habe seit Monaten an Initiative und Energie eingebüßt und immer wieder stark getrunken. Tagelang sei er nur im Bett gelegen. M 19-1 war psychomotorisch lahm und träge, die Alkoholproblematik bagatellisierte er. Im Verlauf des 6monatigen Aufenthaltes standen Reizbarkeit und Interesselosigkeit im Vordergrund. Produktive Symptome wurden nicht erwähnt. **Bei der Nachuntersuchung** war er 27 Jahre alt und seit langem arbeitslos. Seine Bewegungen waren langsam, er wirkte lahm und energielos. Im Stirnbereich grimassierte er leicht. Er antwortete immer nur kurz und nichtssagend.

Der Bruder **M 19-2** erkrankte mit 21 Jahren. Die stationäre Aufnahme erfolgte wegen Suicidandrohungen. Er hatte sich zuhause im Zimmer eingeschlossen, war völlig verwahrlost und gegen die Eltern aggressiv gewesen. Bei der Entlassung war er wieder kooperativ aber ohne besondere Eigeninitiative. Die zweite Aufnahme erfolgte wegen eines Erregungszustandes und erneuter Suiciddrohung. Es fielen „einschießende Bewegungen in der Schultergegend und dystonieähnliche Bewegungen des Rumpfes" auf. Im Verlauf standen depressive Verstimmung, Lustlosigkeit und Vernachlässigung der Körperpflege im Vordergrund. Akustische Halluzinationen und Gedankenlautwerden wurden erwähnt. Bei der Entlassung war er antriebslos

aber ansonsten unauffällig. **Bei der Nachuntersuchung** (27 J.) befand er sich in einer Rehabilitationseinrichtung. Die Unterhaltung war sehr schleppend. Affektiv imponierte eine deutliche Abstumpfung. Die Psychomotorik war lahm und es fanden sich leichte Parakinesen im rechten Schulterbereich.
Familienanamnese: Die Mutter und der Vater wurden persönlich untersucht. Die Eltern waren beide etwas mißtrauisch und zurückhaltend. Anzeichen einer psychischen Krankheit lagen nicht vor. Ein 2 Jahre älterer Bruder sei gesund.
Diagnosen: M 19-1 nach DSM-III-R und ICD 10 residuale Schizophrenie, M 19-2 schizoaffektive Störung.
Leonhard Klassifikation: M 19-1/2 Residuum bei periodischer Katatonie.

Probanden M 25-1 und M 25-2 (konkordant K3):

M 25-1 entwickelte mit 27 Jahren einen Liebeswahn. Nachdem seine Annäherungsversuche mit Strafandrohung zurückgewiesen worden waren, wurde er mit der Diagnose „vegetative Dystonie" zweimal in einem Allgemeinkrankenhaus behandelt. Mit 28 Jahren ging er monatelang nicht mehr aus dem Haus, äußerte gelegentlich Verfolgungsgedanken. Im Krankenhaus war er apathisch und schwunglos. Er wurde gebessert entlassen. Mit 32 Jahren schlug er in einem Erregungszustand seinen Vater brutal nieder. Er hatte sich durch Stimmen bedroht gefühlt. Aus dem Untergrund würde zu ihm gesprochen, er dürfe das Geheimnis nicht verraten. Er äußerte eine Reihe von Wahnideen, u.a. daß er mit Frau JF Kennedy Felle aus Haaren machen solle, die schon nach 10.000 Jahren fertig sein sollten, aber nach 20.000 Jahren immer noch nicht fertig seien. Er sei einer der wenigen Menschen, die Haarfälle herstellen könnten. Bei der Entlassung bestanden keine produktiven Symptome mehr.
Bei der Nachuntersuchung war er 57 Jahre alt und Frührentner. Er wandte sich freundlich zu, bestritt aber entschieden je psychisch krank gewesen zu sein. Nach Auskunft der Mutter werde er nachts häufig von Stimmen gequält, so daß er laut schreie.
Der Bruder **M 25-2** war bisher nicht in stationärer psychiatrischer Behandlung. Im Gespräch war er etwas hektisch, aber freundlich. Er schilderte sich als nervös und gerate leicht aus der Fassung, sei übernachhaltig. Er lebe mit seiner Frau und den beiden Kindern sehr zurückgezogen. Seit Jahren sei er in ambulanter nervenärztlicher Behandlung wegen einer chronischen Schlafstörung.
Familienanamnese: Die 84jährige Mutter konnte persönlich untersucht werden. Sie war körperlich und geistig noch recht rüstig und bot keine psychischen Auffälligkeiten. Der Vater war bereits verstorben, sei psychisch immer gesund gewesen. Ein 2 Jahre jüngerer Bruder sei gesund.
Diagnosen: M 25-1 nach DSM-III-R und ICD 10 paranoide Schizophrenie. M 25-2 sensible, übernachhaltige Persönlichkeit, chronische Insomnie.
Leonhard Klassifikation: M 25-1 affektvolle Paraphrenie.

Probandinnen W 27-1 und W 27-2 (konkordant K1):

W 27-1 erkrankte erstmals mit 24 Jahren und bis zum 35.Lebensjahr kam es zu 8 stationären Aufenthalten (einmal 6 Jahre dauerhospitalisiert). Danach arbeitete sie ganztags bis zur Rente in ihrem Beruf als Krankenschwester. Mit 37 und 45 Jahren erfolgten nochmals kurze stationäre Behandlungen. Die Krankheitsphasen waren durch Affekt- und Denkstörungen und „katatone" Symptome geprägt. Die Diagnosen schwankten zwischen hebephrener und katatoner Schizophrenie. Beispiele: „Mutistisch, liegt auf dem Bett, bewegt sich nicht" ... „Flach-euphorisch, eher läppisch, verworrener Gedankengang" ... „Tanzt und singt, im Wesen geziert und maniriert" ... „blickt ratlos, ist nicht in der Lage eine Frage vernünftig zu beantworten" ... „Bewegungsdrang, läppische und beziehungslose Heiterkeit". **Bei der Nachuntersuchung** war die Probandin 63 Jahre alt und gesund. Sie war gefühlswarm und schilderte vielseitige Interessen.
Die Schwester **W 27-2** war zweimal in stationärer Behandlung. Mit 36 Jahren wurde sie „kataton" erregt. Sie hörte die Stimme Gottes, verharrte stundenlang bewegungslos. Nach zwei Wochen wurde sie wieder gesund. 3 Jahre später wurde sie mutistisch und psychomotorisch erstarrt zur Aufnahme gebracht. Wieder hörte sie Befehle Gottes. Auch diesmal kam es zu einer raschen Remission. Bis zur Rente war sie als Sozialpädagogin tätig. **Bei der Nachuntersuchung** (63 J.) war sie gesund, nahm wie die Schwester vielseitig interessiert am Leben teil.
Familienanamnese: Es konnten keine Angehörigen untersucht werden. Die Mutter starb mit 51 Jahren an einer Krebserkrankung, sei psychisch immer gesund gewesen. Der mit 78 Jahren verstorbene Vater habe auch keine psychische Krankheit gehabt. Eine 2 Jahre ältere Schwester sei gesund.
Diagnosen: W 27-1 nach DSM-III-R und ICD 10 katatone Schizophrenie. W 27-2 nach DSM-III-R schizophreniforme Störung, nach ICD 10 akute vorübergehende psychotische Störung.
Leonhard Klassifikation: W 27-1/2 zykloide Psychose (Motilitätspsychose).

Probandinnen W 29-1 und W 29-2 (konkordant K1):

Die Zwillinge **W 29-1/2** erkrankten mit 18 Jahren gleichzeitig akut an einer völlig identischen Psychose. Im Vordergrund standen schwere Affekt- und Denkstörungen bei einer ausgeprägten psychomotorischen Hyperkinese: „Betritt grimassierend wie ein Clown das Zimmer" ... „klopft auf ihre Oberschenkel, verdreht die Augen, geht plötzlich ständig in die Höhe hüpfend auf Zehenspitzen" ... „bäumen sich auf, schlagen mit Händen und Füßen um sich" ... „Erregungen wechseln mit kurzdauernden Zuständen völliger Apathie und Gespanntheit" ... „führen hochgradig zerfahrene, verworrene Reden" ... „machen Faxen, grimassieren, reden völlig durcheinander" ... „kichern läppisch, distanzlos, verkennen Personen" ... „läppisch, fallen durch eckige, unbeholfene Bewegungen auf". Bei beiden Probandinnen tritt eine Vollremission ein. **W 29-1** befand sich mit 20 und 28 Jahren mit identischer Symptomatik noch zweimal in stationärer Behandlung. **W 29-2** erkrankte immer wieder an ambulant

beherrschbaren Episoden mit Bewegungsdrang oder Hypokinese. Daneben traten Beziehungsideen und Verfolgungsängste auf. Mit 49 Jahren kam es wegen religiöser Skrupel, depressiver Verstimmung und psychomotorischer Hemmung zu einem zweiten stationären Aufenthalt. Sie wurde rasch wieder gesund. **Bei zwei Nachuntersuchungen** im Abstand von 2 Jahren waren die Schwestern 47 und 49 Jahre alt. Bei beiden imponierte eine tiefe, fast fanatische Religiösität, mit festem Glauben an Marienerscheinungen und Wunderheilungen. Es fand sich aber kein über einen tiefen Glauben hinausgehender Wahn. W 29-1 war etwas lebhafter als die Schwester. Anzeichen florider oder residualer „schizophrener" Symptome lagen nicht vor. Die Schwestern lebten von Erwerbsunfähigkeitsrenten (beide wegen Bandscheibenschadens) und führten einen geordneten Haushalt.
Familienanamnese: Die 90jährige Mutter konnte persönlich untersucht werden. Trotz des hohen Alters war sie geistig noch sehr rüstig und konnte sich an viele Details der Zwillingsschwangerschaft erinnern. Psychisch war sie nie krank gewesen. Der Vater war bereits verstorben. Er sei immer gesund gewesen. Eine 2 Jahre ältere Schwester sei gesund.
Diagnosen: W 29-1/2 nach DSM-III-R und ICD 10 undifferenzierte Schizophrenie. Leonhard Klassifikation: W 29-1/2 zykloide Psychose (Motilitätspsychose mit Angst und Verwirrtheitselementen).

Probandinnen W 32-1 und W 32-2 (konkordant K1):

W 32-1 erkrankte als erste der Schwestern mit 19 Jahren. Sie lachte plötzlich über alles, verweigerte das Essen und blieb von der Arbeit fern. Bei der Aufnahme wirkte sie leer und schwunglos, war zeitweise völlig mutistisch. Stundenlang stand sie mit erstarrtem Lächeln auf der Station herum. Nach 6 Monaten konnte sie remittiert entlassen werden. Mit 25 Jahren hörte sie befehlende Stimmen, schimpfte ständig, verweigerte die Nahrung, verhielt sich negativistisch abweisend oder war stumpf gleichgültig bei oberflächlicher Euphorie. Bei der Entlassung war sie gebessert. Mit 29 Jahren erneuter Krankheitsschub mit Stimmen, unzugänglicher Reizbarkeit und Antriebsverlust. Teilremission. Seit dem 52. Lebensjahr dauerhospitalisiert. Seither traten immer wieder Zeiten mit Stimmenhören, aggressiver Gereiztheit und Negativismus auf. Dazwischen war sie lahm, stumpf, ohne Interessen. **Bei der Nachuntersuchung** fanden sich bei der inzwischen 59jährigen Probandin mimische Starre, psychomotorische Lahmheit und schwere Affektabstumpfung. Keine produktiven Symptome.
W 32-2 erkrankte erstmals mit 23 Jahren. Sie saß entweder untätig herum, verweigerte die Nahrung oder sprach viel, war aufgeregt und gereizt. Im Krankenhaus lag sie apathisch im Bett, murmelte halblaut, sprang plötzlich auf, war aggressiv, schlug um sich. Nach kurzfristiger Besserung hörte sie Stimmen, war ängstlich-scheu, grimassierte. Seit dem 32.Lebensjahr dauerhospitalisiert. Es traten immer wieder Erregungszustände mit „furchterregenden" Grimassen, Negativismus, Aggressivität und beschimpfenden Stimmen auf. Dann war sie wieder zugänglicher, aber ohne Antrieb und Initiative. **Bei der Nachuntersuchung** (59 Jahre) bot sie wie ihre Schwester einen affektiv schwer abgestumpften, lahmen Residualzustand.

Familienanamnese: Ein 3 Jahre jüngerer Bruder wurde in einer Pflegeeinrichtung für chronisch psychisch Kranke persönlich untersucht. Nach der Krankenakte litt er an einer chronisch und schubförmig verlaufenden Schizophrenie. Bei der Untersuchung bot er einen schweren Residualzustand bei periodischer Katatonie. Die Mutter war bereits verstorben. Sie sei psychisch immer gesund gewesen. Der ebenfalls bereits verstorbene Vater war zweimal mit der Diagnose einer endogenen Depression in stationärer Behandlung. Eine Schwester des Vaters „sei mindestens einmal in einer Nervenklinik gewesen". Zwei ältere Brüder (6 und 2 Jahre älter) und eine 4 Jahre ältere Schwester seien gesund.
Diagnosen: W 32-1/2 nach DSM-III-R und ICD 10 katatone Schizophrenie.
Leonhard Klassifikation: W 32-1/2 periodische Katatonie.

Probandinnen W 36-1 und W 36-2 (konkordant K1):

W 36-2 wurde mit 15 Jahren durch wochenlange Nervosität, Verwirrtheit und Beziehungsideen erstmals vorübergehend auffällig. Bei der ersten stationären Behandlung war sie bereits 35 Jahre alt und verheiratet. Sie fühlte sich verfolgt und schikaniert, klagte über Angst und beschuldigte heftig ihren Mann der Untreue. Fremdanamnestisch waren seit zwei Jahren immer wieder depressive Verstimmungen und gereizt erregte Umtriebigkeit vorgekommen. Entlassung in deutlich gebessertem Zustand. Zweite Aufnahme mit 40 Jahren. Ein Stechen in der Brust führte sie auf Fremdbeeinflussung zurück. War zeitweise gehemmt depressiv, beschuldigte aber wieder gereizt ihren Mann des Ehebruches und Mordpläne gegen sie zu schmieden. Dann war sie logorrhoisch, maniform umtriebig, führte stereotype Reden. Bei Entlassung gebessert. Dritte Aufnahme mit 44 Jahren. Sie zeigte einen Rededrang, war aggressiv, fühlte sich verfolgt, glaubte, daß man ihr den Bauch aufschlitzen wolle. Sehr feindseelig gegenüber ihrem Mann. Bei der Entlassung gebessert, aber matt und antriebslos. **Bei der Nachuntersuchung** war sie 54 Jahre alt. Mit gereiztem Affekt beschuldigte sie ihren Mann sie zu betrügen und schlecht zu behandeln. Keine Distanzierung von in der Krankengeschichte dokumentierten Verfolgungs- und Beeinträchtigungsideen.
Die Schwester **W 36-1** war bei der Ersthospitalisierung 31 Jahre alt. Sie klagte über Angst, Verfolgungs- und Vergiftungswahn. Aggressiv gegenüber ihrem Mann, dem sie Mordabsichten unterstellte. Im Verlauf depressiv. Bei der Entlassung gut remittiert. **Bei der Nachuntersuchung** (54 J.) war sie sehr zurückhaltend und mißtrauisch. Über die Krankheit machte sie keine Angaben. Nach Angaben des Ehemannes sei sie immer wieder gereizt und führe Selbstgespräche.
Familienanamnese: Die 77jährige Mutter konnte persönlich untersucht werden. Sie erschien nervös und aufgeregt. Nach ihren eigenen Angaben leide sie immer wieder „unter tagelangen Aufregungen". In nervenärztlicher Behandlung sei sie noch nicht gewesen. Der Vater war bereits verstorben. Er sei schnell aufgeregt, beleidigt und schwernehmend gewesen. Eine Schwester des Vaters habe sich einmal „ein ganzes Jahr furchtbar abgetan und ständig geweint". Ein 1 Jahr jüngerer und ein 8 Jahre älterer Bruder seien gesund.

Diagnosen: W 36-1/2 nach DSM-III-R und ICD 10 schizoaffektive Störung.
Leonhard Klassifikation: W 38-1/2 affektvolle Paraphrenie.

Probanden M 37-1 und M 37-2 (konkordant K3):

M 37-1 besuchte die Sonderschule und kam mit 15 Jahren, ein Jahr nach Beginn einer Weberlehre erstmals in stationäre Behandlung. Er wirkte oligophren und es wurde die Diagnose einer Pfropfschizophrenie gestellt. Er äußerte Vergiftungsideen und gab an, der Vater habe ihm das Kreuz gebrochen. Akustische Halluzinationen wurden erwähnt. Er verhielt sich läppisch, aufdringlich distanzlos, grimassierte und machte manierierte Bewegungen. Es kam zu aggressiven Erregungszuständen. Lag zeitweise stumpf, ohne affektive Regung im Bett, dann wieder zeigte er eine große Umtriebigkeit mit grimassierendem Gesicht. Er wurde ruhiger und konnte noch einmal entlassen werden. Mit 18 Jahren erneuter Krankheitsschub. Seitdem dauerhospitalisiert. Immer wieder traten massive Erregungszustände auf. Unharmonische, manierierte Psychomotorik. Dazwischen lahm, aber höflich und umgänglich, konnte gut in der Arbeitstherapie beschäftigt werden. **Bei der Nachuntersuchung** war er 59 Jahre alt. Er zeigte eine klebrig-haftende Zuwendung, wiederholte stereotyp die gleichen Sätze. Schwer verständliche Artikulation. Unharmonische, eckige Psychomotorik. Grimassierte im Stirnbereich, verdrehte immer wieder den rechten Arm. Schwer abgestumpfter Affekt. Keine produktiven Symptome.
Der Bruder **M 37-1**, Beamter im öffentlichen Dienst, war bisher nicht in nervenärztlicher Behandlung. Bei der Untersuchung war er aber sehr auffällig. Das Hemd hing ihm aus der Hose und war falsch zugeknöpft. Im Gespräch war er schwer zu unterbrechen. Seine Mimik war unharmonisch, die Bewegungen unbeholfen und schlacksig. Die psychomotorischen Auffälligkeiten nahmen bei Anregung zu. Für seinen Bruder machte er seltsame Vorschläge: Er solle den Kaffee auf den Tisch schütten und die Tasse gegen die Wand werfen um Unabhängigkeit zu demonstrieren... Er solle die Füße auf den Tisch legen und mit dem Stuhl wackeln ...
Familienanamnese: Keine weiteren Geschwister vorhanden. Die 85jährige geistig noch recht frische Mutter konnte persönlich untersucht werden. Es fanden sich keine Anzeichen einer psychischen Krankheit. Der Vater war bereits verstorben. In der Krankenakte seines Sohnes war vermerkt, daß er schwer abnorme Verhaltensweisen gezeigt habe und die Ehefrau große Angst vor ihm gehabt habe. Eine Cousine väterlicherseits habe an einer Wochenbettpsychose gelitten und eine weitere Verwandte des Vaters sei mit einer schizophrenen Psychose in einer Anstalt gestorben.
Diagnosen: M 37-1 nach DSM-III-R und ICD 10 Persönlichkeitsstörung NNB. M 37-2 nach DSM-III-R desorganisierte Schizophrenie, nach ICD 10 „andere" Schizophrenie.
Leonhard Klassifikation: M 37-1 abnorme Persönlichkeit, M 37-2 periodische Katatonie.

6.5.1 Eineiige konkordante Paare

Probandinnen W 38-1 und W 38-2 (konkordant K1):

Bei **W 38-2** traten erstmals im Alter von 14 Jahren Anzeichen einer psychischen Krankheit auf. Es bestanden über Wochen vorübergehend Schlaflosigkeit, innere Unruhe und das Gefühl sexuell beeinflußt zu werden. Erste stationäre Behandlung im Alter von 23 Jahren. Es bestanden starke innere Unruhe und Schlaflosigkeit. W 38-2 fühlte sich körperlich verändert, sexuell beeinflußt und hörte die Stimme des Vaters als Aufforderung zum Geschlechtsverkehr. Ständig preßte sie die Hände auf ihren Schoß, damit das Geschlechtsteil nicht herausfalle. Es bestanden Beziehungsideen, Gedankenentzug und Gedankeneingebung. Die Stimmung war einerseits ängstlich depressiv, aber sehr schnell auch gereizt. Bei der Entlassung war sie gebessert, aber es bestanden noch phobische Ängste, z.B. traute sie sich nicht über Brücken zu gehen. Mit 24, 29 und 31 Jahren wurde sie noch dreimal stationär behandelt. Zur Aufnahme führten zumeist Beziehungsideen und Beeinflussungserlebnisse in Verbindung mit vegetativen Beschwerden wie übermäßiges Schwitzen, Herzklopfen und innere Unruhe. Auch akustische Halluzinationen traten auf. Sie fühlte sich von anderen „wegen ihres guten Aussehens" beneidet und ungerecht behandelt. Im Gespräch war sie freundlich aber immer etwas distanziert und mißtrauisch. **Bei der Nachuntersuchung** war sie 33 Jahre alt und eine berufliche Integration war bisher nicht gelungen. Sie gab auf allgemeine Fragen bereitwillig Auskunft, bei spezifischen Fragen zu ihrer Krankheit reagierte sie eher abweisend und mißtrauisch. Sie bestritt je unter Halluzinationen und Beziehungsideen gelitten zu haben. Sie wirkte insgesamt etwas kraft- und schwunglos.

W 38-1 wurde mit 22 Jahren erstmals psychisch krank. Sie hörte Stimmen, magerte radikal ab, begann sich körperlich zu vernachlässigen und gab ihr Studium auf. Nach einer Besserung ohne ärztliche Behandlung wurde sie mit 25 Jahren erstmals gegen ihren Willen in eine psychiatrische Klinik eingewiesen. Sie war tagelang mit derselben Kleidung im Bett gelegen, sehr gereizt gewesen und hatte oft „erbärmlich geschrien". Im Krankenhaus klagte sie über Angstzustände und Insuffizienzgefühle. Dabei wirkte sie verschlossen, starrte ihre Gesprächspartner oft nur an, ohne ein Wort zu sagen. Bei der Entlassung war sie gebessert. Bei der zweiten stationären Behandlung war sie 30 Jahre alt und schwanger. Wieder klagte sie über Angst, gleichzeitig beschwerte sie sich heftig über den Vater ihres Kindes. Im Verlauf war sie zumeist trotzig, ablehnend, sehr schnell gereizt und widersetzte sich allen Anforderungen. Bei der Entlassung war sie gebessert. **Zum Zeitpunkt der Nachuntersuchung** war W 38-1 33 Jahre alt und seit langer Zeit arbeitslos. Sie zeigte einen Rededrang und war deutlich gereizt. Von einer Krankheit wollte sie nichts wissen. Man habe sie schlecht behandelt und wolle ihr das Kind wegnehmen. Sie bemerke dies am Verhalten der Umgebung. Energisch bestritt sie je unter akustischen Halluzinationen gelitten zu haben. Den Angaben der Eltern war zu entnehmen, daß bei W 38-1 seit langem ein chronisches gereiztes Beziehungssyndrom vorlag.
Familienanamnese: Die 67jährige Mutter und der 67jährige Vater wurden persönlich untersucht. Die Mutter ist wegen paranoider Depressionen in ambulanter nervenärztlicher Behandlung. Im Gespräch war sie mißtrauisch und übernachhaltig, faßte

vieles schnell als persönlichen Angriff auf. Der Vater wirkte zwanghaft und überbesorgt. Er schilderte sich als stimmungslabil und überängstlich. Ein 4 Jahre jüngerer Bruder hatte mit 11 Jahren Angstzustände und war seit einem halben Jahr wegen einer Zwangsstörung in ambulanter nervenärztlicher Behandlung. Eine 1 Jahr jüngere Schwester sei gesund.
Diagnosen: W 38-1 nach DSM-III-R atypische Psychose, nach ICD 10 „andere nichtorganische psychotische Störung". W 38-2 nach DSM-III-R und ICD 10 schizoaffektive Störung.
Leonhard Klassifikation: W 38-1/2 affektvolle Paraphrenie mit bisher mildem Verlauf.

Probanden M 42-1 und M 42-2 (konkordant K1):

M 42-2 erkrankte 2 Jahre früher als sein Bruder mit 24 Jahren. Bei der stationären Aufnahme gab er an, daß Lybier oder ein Geheimdienst hinter ihm her seien. Deshalb habe er sich vor einem Taxifahrer und der Polizei versteckt. Trotz dieser Verfolgungsideen war die Stimmung inadäquat gehoben, erhebliche Aufmerksamkeits- und Konzentrationsstörungen fielen auf. Kurze Zeit später würgte er einen Pfleger von hinten, aß Zigaretten, erschien ratlos bei stumpfem leeren Gesichtsausdruck. Er gab auf Fragen keine Antworten, lief unruhig hin und her und verrichtete sinnlose Tätigkeiten. Später war er einsilbig, ratlos, berichtete, daß er drei Engel um sein Bett stehen sehe, starrte mit leerem Blick umher. Tage später war er gehobener Stimmung, glaubte, daß er der Führer und der neue Bundeskanzler sei und wollte ein Faß aufmachen. Bei gehobener Stimmungslage fielen schwere formale Denkstörungen auf. Bei der Entlassung war er gebessert. Das formale Denken war jedoch weiter deutlich gestört und der Affekt war verflacht. In den Folgejahren kam es zu 3 weiteren stationären Aufenthalten. Ängstlich, dysphorisch-gereizte Stimmung, Verfolgungsideen, akustische Halluzinationen und schwere formale Denkstörungen bestimmten jeweils das klinische Zustandsbild. Zum **Zeitpunkt der Nachuntersuchung** war er 31 Jahre alt und arbeitete in einer beschützten Werkstätte. Er war freundlich zugewandt, affektiv flach und wies deutliche formale Denkstörungen auf. Wahn und Halluzinationen fehlten.
Der Bruder M 42-1 erkrankte mit 26 Jahren und war bis zur Nachuntersuchung noch 4mal in stationärer Behandlung. Verfolgungsideen, absurde Vorstellungen (die Glocken hätten geläutet, weil seine Katze jemanden gebissen habe), schwere formale Denkstörungen, unsinnige Handlungen (trinkt Mundwasser um die Mutter zu ärgern) und ängstlich, depressive Verstimmungen beherrschen die akuten Krankheitsschübe. Dann war er aber auch parathym heiter, flach und unbeteiligt. Zum **Zeitpunkt der Nachuntersuchung** lebte er untätig im Haus der Mutter. Er ging nicht aus dem Haus, weil die Leute über ihn reden würden. Er war freundlich, wirkte affektiv flach und zeigte erhebliche formale Denkstörungen.
Familienanamnese: Die 54jährige Mutter und die 32jährige Schwester konnten persönlich untersucht werden. Die Mutter erwies sich als psychisch gesund und war nie in psychiatrischer Behandlung gewesen. Die Schwester war wegen einer

schizoaffektiven Störung mehrmals in psychiatrischer Behandlung. Die persönliche Untersuchung ergab nach der Leonhard Klassifikation die Diagnose einer Kataphasie. Der Vater erschoß sich plötzlich mit 41 Jahren, ohne daß vorher irgendetwas auf den drohenden Suicid hingewiesen hätte. Nach fremdanamnestischen Angaben hatte er bereits vorher zu impulsiven Handlungen und Alkoholabusus geneigt.
Diagnosen: M 42-1/2 nach DSM-III-R und ICD 10 schizoaffektive Störung.
Leonhard Klassifikation: M 42-1/2 Kataphasie.

6.5.2
Eineiige diskordante Paare

8 der 22 eineiigen Paare waren diskordant, d.h. ein Proband war jeweils gesund: M7, M11, M14, M16, W17, M28, W31, W35. Die Kurzkasuistiken der kranken Probanden mit Familienanamnese werden im folgenden dargestellt:

Probanden M 7-1 und M 7-2 (diskordant):

M 7-2 erkrankte mit 22 Jahren akut an Beziehungs- und Vergiftungsideen. Eine ambulante Blutabnahme führte zu einem schweren Erregungszustand mit Todesangst. Im Krankenhaus klagte er darüber beleidigt und verspottet zu werden. Gleichzeitig hatte er große Angst, daß man ihm etwas antun wolle. Bei der Entlassung war er gebessert. **Bei der Nachuntersuchung** war er 30 Jahre alt. Nach Angaben der Eltern ging er aus Angst vor den Leuten seit Wochen nicht mehr aus dem Haus. Er sagte, die Leute würden ihn schief ansehen und schlecht über ihn reden. Bei der Untersuchung wirkte er sehr ängstlich und weinerlich. Er hörte herabsetzende Stimmen und äußerte Suicidgedanken. Er wurde stationär aufgenommen und konnte nach 4 Monaten in gut gebessertem Zustand wieder entlassen werden.
M 7-1 war bei der Untersuchung 30 Jahre alt, verheiratet und Angestellter im öffentlichen Dienst. Er war psychisch gesund und bisher nicht in nervenärztlicher Behandlung gewesen.
Familienanamnese: Die 55jährige Mutter, der 58jährige Vater und die 3 Jahre jüngere Schwester wurden persönlich untersucht. Sie waren psychisch unauffällig und bisher nicht in nervenärztlicher Behandlung gewesen.
Diagnosen: Nach DSM-III-R schizophreniforme Störung, nach ICD 10 akute vorübergehende psychotische Störung.
Leonhard Klassifikation: Zykloide Psychose (Angstpsychose).

Probanden M 11-1 und M 11-2 (diskordant):

M 11-2 erkrankte mit 26 Jahren akut an massiven Angstgefühlen. Er deutete die Vorgänge in seiner Umgebung wahnhaft um und glaubte, daß er in den Golfkrieg ziehen müsse. Vereinzelte akustische Halluzinationen kündigten an, daß er bald abgeholt werden würde. Es bestanden drängende Suicidgedanken. Im Anschluß an die Trennung von einer Freundin kam es zu einer kurzen starken Euphorie und

Glücksgefühlen. Im Verlauf des stationären Aufenthaltes standen ängstliche Gehemmtheit und gedrückte Stimmungslage im Vordergrund. Nach 5 Monaten kam es zur Vollremission. **Bei der Nachuntersuchung** war der Proband 28 Jahre alt und psychisch stabil und gesund.
M 11-1 war bei der Untersuchung Student und 29 Jahre alt. Anzeichen einer psychischen Krankheit fanden sich nicht.
Familienanamnese: Die 56jährige Mutter und der 55jährige Vater wurden persönlich untersucht. Sie waren beide gesund und nie in nervenärztlicher Behandlung gewesen. Zwei ältere Schwestern (4 und 2 Jahre älter) seien psychisch stabil und gesund.
Diagnosen: Nach DSM-III-R schizophreniforme Störung, nach ICD 10 akute vorübergehende psychotische Störung.
Leonhard Klassifikation: Zykloide Psychose (Angst-Glücks-Psychose).

Probanden M 14-1 und M 14-2 (diskordant):

M 14-1 war bei der ersten stationären Behandlung 19 Jahre alt. Zur Aufnahme hatte ein maniformes Syndrom mit psychomotorischer Unruhe, gehobener Stimmung und gesteigertem Selbstwertgefühl geführt. Bei der Exploration ging er ständig auf und ab. Er zeigte einen verworrenen Rededrang „mit starker assoziativer Lockerung bis hin zur Inkohärenz". Weiterhin bestanden Verfolgungs- und Beziehungsideen. Im Verlauf wurde er ruhiger, wirkte aber ratlos und gab an, daß er von der Polizei abgehört und von einem Sendewagen über das Radio beobachtet werde. Er habe „verzwickte Träume, empfinde aber keine Angst". Später berichtete er, daß er sich wie in einem Film gefühlt habe. Er habe geglaubt, daß er wegen eines Bekannten, der angeblich dem Satanskult huldige, von der Polizei verfolgt worden sei. Einige Wochen bestanden leichte Gehemmtheit und Antriebslosigkeit. Nach drei Monaten konnte er remittiert entlassen werden. 8 Monate später wurde er erneut stationär aufgenommen. Er war gereizt, unkooperativ und zeigte zeitweise einen läppischen, inadäquaten Affekt. Es traten Beziehungsideen mit Ratlosigkeit auf. Dann war er zeitweise wieder unruhig und gehobener Stimmung. Nach 6 Monaten war er wieder stabil und psychisch unauffällig. **Bei der Nachuntersuchung** war er 22 Jahre alt und gesund.
M 14-2 war bei der Untersuchung 22 Jahre alt und als Wehrpflichtiger bei der Bundeswehr. Er zeigte keine Anzeichen einer psychischen Krankheit und war bisher nicht in nervenärztlicher Behandlung gewesen.
Familienanamese: Von den Angehörigen wurde die 60jährige Mutter persönlich untersucht. Sie war mit der Diagnose einer „paranoid gefärbten Depression im Involutionsalter" einmal stationär behandelt worden. Es wurden dabei depressive Verstimmung, Antriebsstörung, psychomotorische Hemmung, Beziehungsideen und stimmungskongruente innere Stimmen beschrieben. Bei der Untersuchung wirkte sie leicht subdepressiv, gab aber an, daß sie sich zur Zeit wohl fühle. Ein Bruder der Mutter sei nach dem Tod seiner Ehefrau depressiv gewesen und habe sich 3 Jahre später erschossen. Der 63jährige Vater sei gesund, neige aber zu Alkoholmißbrauch.

2 ältere Brüder (12 und 8 Jahre älter) und 3 ältere Schwestern (11, 9 und 5 Jahre älter) seien psychisch gesund.
Diagnosen: Nach DSM-III-R und ICD 10 schizoaffektive Störung.
Leonhard Klassifikation: Zykloide Psychose (Verwirrtheitspsychose).

Probanden M 16-1 und M 16-2 (diskordant):

M 16-2 wurde mit 18 Jahren im Anschluß an einen Suicidversuch mit Tabletten erstmals stationär aufgenommen. Er beklagte allgemeine Schwunglosigkeit und Interessenverlust. Er glaubte, daß ihn ein Nachbar, dessen Ehefrau Selbstmord begangen hatte, umbringen wolle. Er hatte dauernd Beobachtungen gemacht, die ihn in dieser Annahme bestärkt und in große Angst versetzt hatten. Er war schließlich überzeugt, daß der Mann auch seine Frau getötet und den Selbstmord nur vorgetäuscht habe. Entlassung in Vollremission. Im Alter von 19, 20 und 35 Jahren kam es zu weiteren stationären Aufnahmen. Regelmäßig bestanden gedrückte Stimmung und Antriebslosigkeit in Verbindung mit ängstlichen Beziehungs- und Verfolgungsideen. Er hörte herabsetzende Stimmen und glaubte, daß man ihn vergiften wolle. Er konnte jedesmal krankheitseinsichtig und in ausgeglichenem Zustand entlassen werden. **Bei der Nachuntersuchung** war er 36 Jahre alt, inzwischen verheiratet und berufstätig. Er war freundlich, zugewandt, ruhig, besonnen und sprach bereitwillig über seine Krankheitsepisoden. Gelegentlich werde er immer noch vorübergehend von unbestimmten Angstgefühlen beherrscht, könne diese aber meist gut verdrängen.
Der Zwillingsbruder **M 16-1** war bei der Untersuchung verheiratet und berufstätig. Er war psychisch unauffällig und bisher nicht in nervenärztlicher Behandlung gewesen.
Familienanamnese: Die 69jährige Mutter, der 68jährige Vater und eine 1 Jahr ältere Schwester wurden persönlich untersucht. Die Mutter erschien gesund, klagte aber über Einsamkeit. Nachdem alle 7 Kinder aus dem Haus seien, sei sie öfter deprimiert und weinerlich. Der Vater war lebensfroh und tatkräftig. Psychische Probleme habe er nie gehabt. Die Schwester war gesund. 3 ältere Brüder (7, 5 und 4 Jahre älter) und ein 7 Jahre jüngerer Bruder seien gesund.
Diagnosen: Nach DSM-III-R und ICD 10 schizoaffektive Störung.
Leonhard Klassifikation: Zykloide Psychose (Angstpsychose).

Probandinnen W 17-1 und W 17-2 (diskordant):

Beide Schwestern besuchten die Sonderschule und wurden als minderbegabt bezeichnet. **W 17-2** erkrankte nach der Heirat ihrer Zwillingsschwester mit 24 Jahren. Sie wurde leicht aufgeregt und aggressiv gegen ihre Eltern. Es kam zu Angstzuständen und Verfolgungsideen. Sie hörte bedrohende Stimmen und glaubte, daß Krieg sei. Sie hatte das Gefühl „als gingen ihre Gedanken weg". Im Krankenhaus schrie sie stereotyp, daß sie wieder nach Hause wolle. Andere Angaben machte sie nicht. Bei der Entlassung war sie kaum gebessert. Zuhause wurde sie wieder geordnet. Mit

27 Jahren reagierte sie nach einer Tanzveranstaltung völlig verstört, sprach vor sich hin, machte einen angstgequälten Eindruck. Nach einer kurzen stationären Behandlung wurde sie gebessert entlassen. Zuhause kam es in der Folgezeit immer wieder zu Angstzuständen mit Rückzug und Eßattacken. W 17-2 wurde dann auch immer wieder aggressiv gegen die Eltern. Dazwischen fügte sie sich geordnet ins Familienleben ein. Mit 37 Jahren brachten sie die Angehörigen in einem Behindertenheim mit beschützter Werkstätte unter. Auch dort traten immer wieder Angstanfälle auf. Nach Angaben einer Betreuerin wehre sie dann alles ab und rede dauernd weinerlich vor sich hin. Außerhalb solcher Zustände sei sie zugewandt, sehr liebesbedürftig und gut zu beschäftigen. **Bei der Nachuntersuchung** war die Probandin 40 Jahre alt. Sie war deutlich debil aber darüberhinaus wenig auffällig.

Die Schwester **W 17-1** war bei der Untersuchung 40 Jahre alt, verheiratet, hatte 3 Kinder im Alter von 11, 7 und 6 Jahren. Sie machte einen minderbegabten aber ansonsten psychisch gesunden Eindruck. Bisher keine nervenärztliche Behandlung. Der 11jährige Sohn war normal begabt und unauffällig. Die beiden jüngeren Söhne waren deutlich minderbegabt und besuchten eine Sonderschule. Andere psychischen Auffälligkeiten boten sie bei der persönlichen Untersuchung nicht.

Weitere Familienanamnese: Die 82jährige Mutter und eine 6 Jahre ältere Schwester wurden persönlich untersucht. Beide waren freundlich zugewandt und ohne Anzeichen einer psychischen Krankheit. Der bereits verstorbene Vater sei ein strenger, tatkräftiger und immer gesunder Mann gewesen. Ein 11 Jahre älterer Bruder sei gesund.

Diagnosen: Nach DSM-III-R mäßige geistige Behinderung und atypische Psychose, nach ICD 10 leichte bis mittelgradige Intelligenzminderung und nicht näher bezeichnete nichtorganische Psychose.

Leonhard Klassifikation: rezidivierende Angstpsychose bei Debilität.

Probanden M 28-1 und M 28-2 (diskordant):

M 28-2 erkrankte mit 27 Jahren. Er fühlte sich an seiner Arbeitsstelle fertiggemacht. Arbeitskollegen hätten ihn außerhalb der Arbeit verfolgt und beobachtet. Gespräche, die er zuhause mit seiner Familie geführt habe, seien am nächsten Tag von Arbeitskollegen mit der gleichen Wortwahl erzählt worden. Er vermutete vom Geheimdienst abgehört zu werden. M 28-2 erlebte diese Phänomene mit ansteigender Angst und kündigte deswegen seine Arbeitsstelle. Im Krankenhaus war er stark verunsichert und ratlos. Er fühlte sich von Mitpatienten und Pflegern bedroht, sagte er wisse nicht was „diese Männer" (Mitpatienten) hier wollten. Bei der Entlassung war er vollremittiert, freute sich auf seine Arbeit. **Bei der Nachuntersuchung** war er 30 Jahre alt. Distanziert und einsichtig sprach er über seine Krankheitsepisode. Der psychopathologische Befund war regelrecht.

M 28-1 war bei der Untersuchung 30 Jahre alt, verheiratet und berufstätig. Er war psychisch gesund und bisher nicht in nervenärztlicher Behandlung gewesen.

Familienanamnese: Die 60jährige Mutter machte bei der persönlichen Untersuchung einen gesunden Eindruck. Psychische Probleme habe sie nie gehabt. Der 66jäh-

rige Vater leide an Herzinsuffizienz, sei psychisch aber immer gesund gewesen. Zwei jüngere Brüder (4 und 1 Jahr(e) jünger) und eine 6 Jahre ältere Schwester seien gesund.
Diagnosen: Nach DSM-III-R schizophreniforme Störung, nach ICD 10 akute vorübergehende psychotische Störung.
Leonhard Klassifikation: Zykloide Psychose (Angstpsychose).

Probandinnen W 31-1 und W 31-2 (diskordant):

W 31-2 erkrankte mit 28 Jahren akut an Verfolgungswahn mit starker Angst. Sie glaubte sich von Kommunisten bedroht und hatte Angst daß diese sie mit Autos überfahren würden. Im Krankenhaus antwortete sie auf viele Fragen „daneben". Es fanden sich Hinweise für Gedankenausbreitung. Tage später war sie psychomotorisch unruhig und sprach von Hypnosegefühlen. Sie erschien depressiv und klagte über „Gedankenabschweifen". Bei der Entlassung war sie gebessert, fühlte sich aber noch etwas müde. Mit 42 Jahren wurde sie zum zweiten Mal stationär aufgenommen. Es bestanden zunehmende Erschöpfungszustände, Schwindelgefühle, Schlaflosigkeit und große Angst umgebracht zu werden. Im Krankenhaus glaubte sie angstvoll, daß sich alle gegen sie verbündet hätten. Sie war depressiv und psychomotorisch gehemmt. Bei der Entlassung war sie wieder ausgeglichen und kontaktfreudig. **Bei der Nachuntersuchung** war sie 47 Jahre alt, Hausfrau, verheiratet, 1 Kind. Sie war freundlich, zugewandt und der psychopathologische Befund war regelrecht. Sie berichtete, daß sie immer wieder Angstzustände habe, dann nicht richtig denken könne und innerlich sehr unruhig und getrieben sei.
Die Schwester **W 31-1** war bei der Untersuchung 47 Jahre alt, berufstätig, verheiratet, 2 gesunde Kinder (16 und 18 Jahre alt, persönlich gesehen). Sie war gesund und bisher nicht in nervenärztlicher Behandlung gewesen.
Familienanamnese: Die 79jährige Mutter wurde persönlich untersucht. Sie war psychisch gesund, körperlich und geistig noch sehr rüstig. Der Vater starb mit 53 Jahren an einem Herzinfarkt. Eine psychische Krankheit habe nicht vorgelegen. Eine 2 Jahre jüngere Schwester, 2 ältere Schwestern (8 und 3 Jahre älter) und 2 ältere Brüder (6 und 5 Jahre älter) seien psychisch gesund.
Diagnosen: Nach DSM-III-R und ICD 10 schizoaffektive Störung.
Leonhard Klassifikation: Zykloide Psychose (Angstpsychose).

Probandinnen W 35-1 und W 35-2 (diskordant):

W 35-1 erkrankte im Alter von 21 Jahren 4 Wochen nach der Geburt ihres ersten Kindes. Sie machte plötzlich „unsinnige Sachen" und redete durcheinander. Mitten in der Nacht stand sie auf, weckte ihren Mann, wollte eine Kerze anzünden und in den Wald gehen. Alles kam ihr komisch und verändert vor. Sie hörte die Stimmen der Schwestern des Krankenhauses in dem sie entbunden hatte. Im Krankenhaus war sie verwirrt, sehr unruhig und führte verworrene Reden. Dann wurde sie ratlos, verstört, mußte gefüttert werden. Sie lag apathisch im Bett und starrte ratlos vor sich hin. Sie verkannte die Situation und befürchtete operiert zu werden. Nach einem Monat langsame Besserung. Entlassung in „erheblich gebessertem Zustand". Bei der Nachuntersuchung war die Probandin 55 Jahre alt, Hausfrau, verheiratet, 2 gesunde Kinder. Sie war gesund und nie mehr in nervenärztlicher Behandlung gewesen.

W 35-2 war bei der Untersuchung 57 Jahre alt, verheiratet, 1 Kind. Anzeichen einer psychischen Krankheit fanden sich nicht, eine nervenärztliche Behandlung war bisher nicht erfolgt.

Familienanamnese: Die 78jährige Mutter zeigte bei der persönlichen Untersuchung keine psychischen Auffälligkeiten. Keine nervenärztliche Behandlung. Der Vater war bereits verstorben, sei psychisch immer gesund gewesen. Ein 10 Jahre jüngerer Bruder sei gesund.

Diagnosen: Nach DSM-III-R schizophreniforme Störung im Wochenbett, nach ICD 10 Wochenbettpsychose oder akute vorübergehende psychotische Störung im Wochenbett.

Leonhard Klassifikation: Zykloide Psychose (Verwirrtheitspsychose).

6.5.3
Zweieiige konkordante Paare

7 der 25 zweieiigen Paare gehörten den Konkordanzgruppen K1/2 (M12, W 21, M40, M41) und K3 an (M6, W10, W43). Ihre Kurzkasuistiken mit den Familienanamnesen werden im folgenden dargestellt.

Probanden M 6-1 und M 6-2 (konkordant K3):

M 6-2 wurde wegen eines akuten Erregtheitszustandes mit 28 Jahren erstmals stationär aufgenommen. Seine Gedanken kreisten dabei in wahnhafter Verzerrung um einen bevorstehenden Scheidungstermin. Es bestanden Verfolgungs- und Beziehungsideen, der Gedankengang war „zerfahren". Er glaubte sich durch einen Kuß mit einer Geschlechtskrankheit angesteckt zu haben, dadurch seien sein Gehirn und seine Nieren angegriffen. Sein Schwiegervater bedrohe ihn. Viele Männer hätten mit diesem Mann eine Ähnlichkeit. Bei der Entlassung war er gebessert, aber eine vollständige Krankheitseinsicht war nicht vorhanden. Mit 43 Jahren erfolgte die zweite stationäre Behandlung. M 6-2 war inzwischen das zweite Mal geschieden und seit 7 Jahren arbeitslos. Er war unruhig, gespannt und getrieben. Man habe ihn bestrahlt, das ganze Haus sei voller Strahlen und Dämpfe. Er habe die Polizei anrufen müssen, alles habe nach Katzenkot gerochen. Er sei schon früher bestrahlt worden und einmal sei ein Kugelblitz über ihn gerollt. Bei der Entlassung klagte er noch über verschiedene körperliche Schmerzen, erschien aber sonst psychisch wieder stabil. Dritte stationäre Behandlung mit 47 Jahren. Er war inzwischen berentet worden. Gereizt äußerte er Beziehungsideen und gab an, daß er die Bestrahlungen nicht mehr aushalte, „Wallungen in seinem Gehirn" verspüre. Es bestanden Gedankeneingebung und Gedankenentzug. Bei der Entlassung bestand ein deutliches Antriebsdefizit.

Zum Zeitpunkt der **Nachuntersuchung** war der Proband 51 Jahre alt. Er lebte isoliert und zurückgezogen, war wortkarg und machte zu seiner Krankheit nur Andeutungen. Er erwäge die Wohnung zu wechseln, da dort vieles nicht in Ordnung sei. Der Frage, ob er noch manchmal bestrahlt werde, wich er aus.
Der Bruder **M 6-1** war bei der Untersuchung 52 Jahre alt, verheiratet und berufstätig. Er wirkte nervös und fahrig, schilderte sich selber als sensibel, labil und unausgeglichen. Seit Jahren suche er immer wieder einen Psychotherapeuten auf.
Familienanamnese: Die 76jährige Mutter wurde persönlich untersucht. Sie war freundlich und gab bereitwillig Auskunft. Öfters sei sie „nervlich erschöpft". In nervenärztlicher Behandlung sei sie bisher nicht gewesen. Der Vater sei im Krieg gefallen. Ein Bruder des Großvaters väterlicherseits habe Suizid begangen. Eine 2 Jahre jüngere Schwester der Zwillinge sei gesund.
Diagnosen: M 6-1 nach DSM-III-R selbstunsichere Persönlichkeit, nach ICD 10 ängstlich-vermeidende Persönlichkeit. M 6-2 nach DSM-III-R und ICD 10 paranoide Schizophrenie.
Leonhard Klassifikation: M 6-1 stimmungslabil-ängstliche Persönlichkeit; M 6-2 affektvolle Paraphrenie.

Probandinnen W 10-1 und W 10-2 (konkordant K3):

W 10-1 wurde nach einem Suicidversuch mit Tabletten im Alter von 18 Jahren erstmals stationär behandelt. Sie hatte sich in einen Mann verliebt, der offenbar keine Beziehung zu ihr wollte. Sie schilderte ihre Motive nicht ganz nachvollziehbar, so daß man differentialdiagnostisch auch an eine Psychose dachte. Mehr war in der Krankenakte nicht vermerkt. Eine stationäre Behandlung war nicht mehr erfolgt. **Bei der Nachuntersuchung** war sie 48 Jahre alt und lebte zurückgezogen in einem kleinen Appartement. Sie war geschieden und seit Jahren arbeitslos. Im Gespräch war sie freundlich und zugewandt, berichtete, daß sie beabsichtige zu heiraten. Den Mann habe sie zwar lange nicht mehr gesehen, aber er gebe ihr versteckte Zeichen über Zeitungsannoncen. Andere psychopathologische Phänomene konnten nicht exploriert werden. Monate später beschwerte sie sich mehrmals telefonisch gereizt, daß sie hintergangen worden sei. Genauere Hintergründe gab sie nicht preis.
W 10-2 war bisher nicht in nervenärztlicher Behandlung. Bei der Untersuchung war sie zunächst sehr reserviert. Im Laufe des Gespräches wurde sie aufgeschlossener. Sie schilderte sich als sensibel und empfindlich, sei oft wochenlang unausgeglichen, richtig depressiv. Sie könne dann keinen Menschen ertragen und ziehe sich zurück. Sie geriet in einen zunehmenden Redefluß, erzählte von ihren Idealen, ihrer Weltanschauung, alles voll mit metapsychischen und magischen Elementen. Gelegentlich traten fast wahnhaft anmutende Ideen auf.
Familienanamnese: Nach Angaben von W 10-2 leide die jetzt 79jährige Mutter oft an langen depressiven Phasen, lasse dann niemanden an sich heran. Zu anderen Zeiten kleide und schminke sie sich auffällig und sei fast „fanatisch überaktiv". Bei der persönlichen Untersuchung war die Mutter etwas herablassend, aber freundlich zugewandt. In nervenärztlicher Behandlung sei sie nie gewesen. Psychische Proble-

me verneinte sie. Der Vater war bereits verstorben. Er sei immer sehr reizbar und aggressiv gewesen. Er habe die Familie tyrannisiert und wollte immer zu den besseren Kreisen gehören. Ein 3 Jahre älterer Bruder habe Alkoholprobleme. Eine 1 Jahr jüngere Schwester sei „wahnhaft religiös, borniert, rechthaberisch und ichbezogen". Der Vater der Mutter habe sich erhängt.
Diagnosen: W 10-1 nach DSM-III-R und ICD 10 wahnhafte Störung. W 10-2 nach DSM-III-R Borderlinestörung, nach ICD 10 emotional instabile Persönlichkeit.
Leonhard Klassifikation: W 10-1 dringender Verdacht auf milden Verlauf einer affektvollen Paraphrenie. W 10-2 abnorme Persönlichkeit.

Probanden M 12-1 und M 12-2 (konkordant K1):

Die Zwillinge waren 2 1/2 Jahre alt als die Mutter starb. Sie wuchsen beide bis zum 15.Lebensjahr in einem Heim auf, erreichten Hauptschulabschluß. Danach waren sie in mehreren Lehrlingsheimen, brachen aber jede angefangene Ausbildung stets wieder ab. **M 12-1** kam mit 17 Jahren erstmals in stationäre psychiatrische Behandlung wegen drängender Suicidgedanken. Er war antriebsgehemmt, dysphorisch verstimmt und zeigte reduzierte Mimik und Gestik. Im Gespräch war er sehr wortkarg. Nach 4 Monaten Entlassung in gebessertem Zustand. Zweite Aufnahme mit 18 Jahren. Er hörte eine männliche Stimme, die ihm Aufträge erteilte, z.B. Krüge zu zerschlagen. Bei der Aufnahme war er antriebsarm, dysphorisch, wandte sich negativistisch ab. Im Verlauf traten immer wieder psychomotorische Erregungen mit aggressiver Komponente auf. Zwischendurch war er zurückgezogen, verschlossen, ging in die Arbeitstherapie. Nach 15 Monaten Entlassung in eine Reha-Einrichtung in gebessertem Zustand. Zwei erneute stationäre Aufenthalte wegen aggressiver Erregungen folgten. **Zum Zeitpunkt der Nachuntersuchung** war er 22 Jahre alt und lebte in einem Wohnheim für psychisch Kranke. Er war dysphorisch, aber nicht unfreundlich. Im Gespräch war er wortkarg und antriebsarm. Er wirkte lahm, ohne Energie, affektiv abgestumpft. Immer wieder grimassierte er im Augen-Stirnbereich. Keine produktiven Symptome.
Vom Bruder **M 12-2** waren bisher keine stationären Aufenthalte bekannt. Er lebte seit mehreren Jahren in einer Einrichtung für berufliche Rehabilitation Jugendlicher. Nach Angaben eines Betreuers zeigte er häufig „abnorme aggressive Verhaltensweisen", wobei öfters „auffällig verdrehte Bewegungen" zu beobachten waren. Ansonsten sei er unauffällig habe aber wenig Interessen. **Bei der persönlichen Untersuchung** war er 22 Jahre alt. Es imponierten psychomotorische Lahmheit und Interesselosigkeit. Die Mimik war wenig belebt. Produktive Symptome fehlten. Kurz danach verschwand er plötzlich aus der Einrichtung. Auf Nachfrage war er Monate später immer noch nicht wieder aufgetaucht.
Familienanamnese: Der 60jährige Vater und eine 6 Jahre ältere Schwester wurden persönlich untersucht. Der Vater war im Alter von 49 Jahren in stationärer psychiatrischer Behandlung gewesen. Er hatte sich bedroht gefühlt und kommentierende Stimmen gehört, war äußerlich verwahrlost gewesen. Alkoholabusus wurde vermutet, vom Patienten allerdings verneint. Bei der Entlassung war er gebessert. Zum

Zeitpunkt der persönlichen Untersuchung lebte er bei seiner Tochter. Er war seit Jahren berentet. Er war wortkarg, wußte nichts über die Krankheit und das Verbleiben seiner Söhne zu berichten. Er machte sich darüber keine Gedanken. Körperlich war er vernachlässigt und vermittelte den Eindruck eines Residualzustandes bei schizophrener Psychose. Die verheiratete Schwester der Zwillinge erschien bei der Untersuchung unauffällig. Zwei weitere ältere Schwestern (8 und 7 Jahre älter) seien verheiratet und gesund.
Diagnosen: M 12-1/2 nach DSM-III-R und ICD 10 residuale Schizophrenie. Leonhard Klassifikation: M 12-1/2 lahmes Residuum bei periodischer Katatonie.

Probandinnen W 21-1 und W 21-2 (konkordant K1):

W 21-1 kam nach einem Suicidversuch mit Beruhigungstabletten im Alter von 48 Jahren zur ersten stationären Aufnahme. Sie äußerte große Angst, daß ihr Mann sie erschießen wolle. Einen Tag vor der Aufnahme sei sie vom Balkon ihrer Wohnung gesprungen und habe geschrien: „Ihr wollt mich alle verbrennen". Dem Hausarzt gegenüber habe sie geäußert, daß sie Lungenbluten und Krebs habe. Auf der Station verkroch sie sich mit angstvoll geweiteten Augen in eine Ecke und befürchtete, daß Gewehrmündungen auf sie gerichtet seien. Im Verlauf war sie deutlich depressiv. Dann fühlte sie sich elektrisiert, hörte „wie die Schwestern über ihre Verhaftung sprachen". Entlassung in Vollremission. Zweite stationäre Behandlung mit 56 Jahren. Sie war schlaflos geworden, in Wahnstimmung in der Stadt herumgeirrt und hatte Verfolgungs- und Bedeutungsideen geäußert. Ihre Kleidungsstücke seien in eine bestimmte Ordnung gelegt worden, die Strümpfe seien plötzlich zu Boden gefallen. Seit ein paar Wochen wisse sie jetzt Bescheid. Entlassung in Vollremission. Weitere stationäre Behandlungen mit 58, 60, 61 und 62 Jahren. Immer wieder standen Angst, Beziehungs- und Verfolgungsideen im Vordergrund. Anklagende Phoneme traten auf. Die Stimmung war zeitweise schwer depressiv. Die Krankheitsphasen klangen jedesmal ohne Residuum ab. **Bei der persönlichen Untersuchung** war W 21-1 66 Jahre alt und verwitwet. Sie war freundlich, zugewandt, sprach distanziert und einsichtig über ihre Krankheitsepisoden.
W 21-2 war bei der Ersterkrankung 52 Jahre alt. Auch sie hatte einen Suicidversuch unternommen. Im Krankenhaus klagte sie über Angst, innere Unruhe und Freudlosigkeit. Bei der Entlassung war sie wieder ausgeglichen. 14 Tage später traten wieder Unruhe, Schlaflosigkeit, schwere Angst und Beklemmungsgefühle auf. Vollremission. Mit 56 Jahren wegen einer ähnlichen Episode 3. stationäre Behandlung. Im Alter von 61 Jahren hatte sie Angst von ihren Verwandten umgebracht zu werden. Beziehungs-, Vergiftungsideen und bedrohliche Phoneme traten auf. **Bei der persönlichen Untersuchung** war W 21-2 66 Jahre alt und mit ähnlicher Symptomatik erneut in stationärer Behandlung. Auch diesmal konnte sie wieder remittiert entlassen werden.
Familienanamnese: Eine erstgeborene Drillingsschwester verstarb mit 48 Jahren an einer Krebserkrankung. Psychisch sei sie bis dahin immer gesund gewesen. Die Mutter verstarb bei der Geburt der Drillinge, sei nie in nervenärztlicher Behandlung

gewesen. Der Vater, der nach dem Tod der Mutter wieder heiratete, sei inzwischen auch verstorben. Psychische Probleme seien nicht bekannt gewesen. Ein 4 Jahre älterer Bruder sei gesund. 3 jüngere Halbschwestern seien auch gesund.
Diagnosen: W 21-1/2 nach DSM-III-R und ICD 10 schizoaffektive Störung.
Leonhard Klassifikation: W 21-1/2 zykloide Psychosen (rezidivierende Angstpsychosen).

Probanden M 40-1 und M 40-2 (konkordant K1):

Bei **M 40-1** trat erstmals im Alter von 17 Jahren eine depressive Verstimmung auf, die stationär behandelt wurde. Bei der Entlassung war er wieder gesund und bestand danach eine Kaufmannsgehilfenprüfung. 3 Jahre später war er einige Zeit sehr niedergeschlagen, gedrückt und sprach sehr wenig. Mit 23 Jahren wurde er erneut stationär aufgenommen. Er war ängstlich, scheu, niedergeschlagen und zeigte eine schwere Denkhemmung. Bei der Entlassung war er wieder gesund. 1 Jahr später kam er in läppisch heiterer Stimmung zur Aufnahme und wies einen völlig zerfahrenen Gedankengang auf. Im Verlauf des stationären Aufenthaltes wechselten läppisches Verhalten, wobei er sinnloses Zeug redete mit gehemmt ratlosen Zuständen ab. Bei der Entlassung war er merklich gebessert. In den folgenden Jahren kam es zu einer Vielzahl stationärer Behandlungen. Er konnte jedoch immer wieder gesund oder zumindest wesentlich gebessert entlassen werden. Die Symptomatik der stationären Aufenthalte war sehr vielgestaltig. Im Zentrum der Psychopathologie stand dabei immer eine schwere Störung des formalen Denkens. Häufig zeigte er einen Rededrang mit unverständlichen, inkohärenten Inhalten. Auf der anderen Seite bot er auch immer wieder ein schwer gehemmt, ratlos, mutistisches Zustandsbild. Immer fanden sich gleichzeitig entweder euphorisch gehobene oder depressiv ängstliche Stimmungsauslenkungen. Akustische Halluzinationen in Form bedrohlicher angsteinflößender Stimmen, flüchtige Personenverkennungen und hochgradige psychomotorische Unruhe traten auf. **Bei der Nachuntersuchung** war er 60 Jahre alt. Er lebte zusammen mit seiner Schwester und half seit vielen Jahren seinem älteren Bruder in dessen Landwirtschaft. Er war stark abgemagert, hatte eine ängstlich-ratlose Mimik, sprach nur leise und kaum verständlich. Er bot in allen Zügen das Zustandsbild einer gehemmten Verwirrtheit, das nach Angaben der Schwester bereits seit einigen Wochen anhielt.

M 40-2 war bei der ersten stationären Behandlung 21 Jahre alt. Er war gereizt, redete fortwährend und zeigte unangemessene Verhaltensweisen, zog z.B. in der Kirche plötzlich seine Schuhe und Strümpfe aus. Während des Aufenthaltes war eine geordnete Exploration kaum möglich, dabei war er entweder gehobener oder gereizter Stimmung. Bei der Entlassung war er vollremittiert. 2 Jahre später kam er mit gehobener Stimmung und psychomotorisch unruhig zur Aufnahme. Nach einigen Tagen lag er mit ausdrucksloser Mimik im Bett. Wieder Vollremission. 1 Jahr später war er erneut gehobener Stimmung, gereizt, dranghaft aufgeregt, redete ständig, zeigte dabei inkohärente Themenwahl und war psychomotorisch recht unruhig. Vollremission. Mit 34 Jahren wurde er zum 4.Mal stationär behandelt. Wechselnde Stimmungsla-

gen, Rededrang mit formalen Denkstörungen und psychomotorische Unruhe prägten den Verlauf. Auch diesmal kam es zur Vollremission. **Bei der Nachuntersuchung** war er berentet (60 Jahre alt) und lebte mit seiner Ehefrau in einem eigenen Haus. Er war psychisch gesund und seit der letzten Entlassung nicht mehr in nervenärztlicher Behandlung gewesen.
Familienanamnese: Die Eltern der Zwillinge waren zum Zeitpunkt der Nachuntersuchung bereits verstorben. Sie seien psychisch immer gesund gewesen. Der 4 Jahre ältere Bruder und die 8 Jahre ältere Schwester konnten persönlich untersucht werden. Die Schwester erkrankte mit 22 Jahren an einer depressiven Psychose, die nach der Beschreibung an eine gehemmte Verwirrtheitspsychose erinnert. Bei der Nachuntersuchung zeigte sie Anzeichen einer dementiellen Erkrankung. In psychiatrischer Behandlung war sie nicht mehr gewesen. Der Bruder erkrankte mit 64 Jahren an einer depressiven Verstimmung mit im Vordergrund stehender Denkhemmung.
Diagnosen: M 40-1/2 nach DSM-III-R und ICD 10 schizoaffektive Psychose.
Leonhard Klassifikation: M 40-1/2 erregt-gehemmte Verwirrtheitspsychose.

Probanden M 41-1 und M 41-2 (Konkordant K1/K2):

M 41-1 wurde erstmals mit 27 Jahren psychiatrisch auffällig. Er fühlte sich zum Heiler berufen und gab an, durch Handauflegen Menschen gesund machen zu können. Unter medikamentöser Behandlung klangen die Wahnideen weitgehend wieder ab. Weitere Krankheitsschübe folgten. Mit 29 Jahren wurde er in einem hochgradigen Erregungszustand aufgenommen und führte erhitzte Debatten mit dem Aufnahmearzt. Bei der Entlassung waren noch Weitschweifigkeit im Denken und leise anklingende Bedeutungserlebnisse erkennbar. Ab dem 32.Lebensjahr nahm die Krankheit einen chronischen Verlauf. Es tauchten Größen- und Verfolgungsideen auf, die seit dieser Zeit festgehalten und ausgebaut wurden. Er sah sich als großer Künstler, dem von verschiedenen Mächten, einer Musikmaffia, einer Rauschgiftmaffia und anderen übel mitgespielt werde. Er fühlte sich als Gesetzeshüter und Saubermann der Nation und machte immer wieder Anzeigen bei der Polizei. Gute Bekannte verdächtigte er des Terrorismus oder bezichtigte sie des Nebenverdienstes mit Pornographie. Auf Kritik oder Vorhaltungen reagierte er stets schwer gereizt und aufbrausend, bedrohte seine Eltern, drohte Bruder, Eltern und Ärzte zu erschießen. Er verschickte unsinnige Bewerbungen an bekannte Filmgrößen und Politiker. **Bei der Nachuntersuchung** war er 36 Jahre alt und lebte in verwahrlostem Zustand in einer Sozialwohnung. Unkorrigierbar und mit gereizt-paranoischem Affekt hielt er an seinen krankhaften Ideen fest. Wegen Störung der öffentlichen Ordung lief ein Unterbringungsverfahren in ein psychiatrisches Krankenhaus.
M 41-2 wurde mit 20 Jahren wegen einer paranoid-halluzinatorischen Psychose stationär behandelt. Er war bei der Aufnahme scheu und mißtrauisch, grimassierte und es bestanden formale Denkstörungen, Gedankenausbreitung, Gedankendrängen und Gedankenabreißen. Akustische Halluzinationen waren nachweisbar. Er war wenig behandlungsmotiviert, drängte nach kurzer Zeit sehr auf Entlassung und wurde etwas gebessert wieder entlassen. **Bei der Nachuntersuchung** war er berufstätig und

verheiratet. Er wirkte scheu, mißtrauisch und beantwortete die Fragen knapp aber adäquat. Eine formale oder inhaltliche Denkstörung bestand nicht, auffallend war jedoch, daß er seinen Bruder als psychisch gesund ansah und selbst dessen zum Teil bizarre Wahnideen als nachvollziehbare Vorstellungen auf ein schwieriges soziales Umfeld zurückführte.

Familienanamnese: Der 73jährige Vater und die 71jährige Mutter konnten persönlich untersucht werden. Der Vater zeigte sich dabei als schwer übernachhaltig, reizbar, rechthaberisch und cholerisch. Die Mutter war sehr ruhig und zurückhaltend und zweimal in ambulanter nervenärztlicher Behandlung gewesen, weil sie sehr gedrückt gewesen war, oft und viel geweint hatte. Die Symptomatik war als endogene Depression einzustufen. Eine 2 Jahre ältere Schwester war berufstätig, psychisch stabil und bisher nicht in nervenärztlicher Behandlung gewesen.

Diagnosen: M 41-1 nach DSM-III-R/ICD 10 paranoide Schizophrenie. M 42-2 nach DSM-III-R schizophreniforme Störung, nach ICD 10 akut voübergehende psychotische Störung.

Leonhard Klassifikation: M 41-1 affektvolle Paraphrenie, M 41-2 leichtes Residuum bei unsystematischer Schizophrenie.

Probandinnen W 43-1 und W 43-2 (Konkordant K3):

W 43-1 wurde mit 20 Jahren unter der Diagnose „drogeninduzierte Psychose bei intellektueller Minderbegabung" erstmals hospitalisiert. Eine 2. Hospitalisierung, jetzt unter der Diagnose „hebephrene Schizophrenie", erfolgte mit 21 Jahren. Über beide stationäre Aufenthalte gibt es kaum verwertbare Aufzeichnungen. Die 3. stationäre Aufnahme kam wegen Eigen- und Fremdgefährdung zustande. Man hatte sie tobsüchtig randalierend in ihrer Wohnung aufgefunden. Im Krankenhaus schrie sie, man habe ihr Kind weggemacht, das habe alles mit der Maffia zutun, ihr Fernseher sei falsch eingestellt gewesen. Dabei war sie schwer erregt, aggressiv und drohend. 2 Tage später war sie verlangsamt, kaum kooperativ und gab nur einsilbige Antworten. Bei der Entlassung war sie gebessert, wurde aber bereits einen Tag später wieder zur Aufnahme gebracht. Ihre Betreuerin hatte sie „in verheerendem Zustand", „stocksteif mit weit aufgerissenen Augen" in der Wohnung gefunden. Im Krankenhaus war sie dann distanzgemindert, zeigte einen albernen und gereizten Affekt. Bei der Entlassung war sie gebessert. Mit 24 Jahren wurde sie 3 Mal hospitalisiert. Zur Aufnahme führten psychomotorische Erregungszustände, Affektstörungen (läppisch, gereizt, inadäquat, abweisend) und formale Denkstörungen (insbesondere Sprunghaftigkeit). Während der stationären Aufenthalte wechselten psychomotorische Erregung und Antriebslosigkeit. Bei den Entlassungen war sie immer gebessert, zeigte aber eine deutlich nivellierte Persönlichkeit mit abgestumpfter Affektivität. **Bei der Nachuntersuchung** war die Probandin 26 Jahre alt. Es fand sich ein schweres psychisches Residuum mit affektiver Nivellierung und psychomotorischer Lahmheit. Produktive Symptome verneinte sie.

W 43-2 war bisher noch nicht in stationärer psychiatrischer Behandlung gewesen, dennoch bestand seit Jahren eine Betreuung. **Zum Zeitpunkt der Nachuntersu-**

chung lebte sie in einer betreuten Wohnung und arbeitete in einer beschützten Werkstätte. Sie erschien indolent, psychisch abgestumpft, zeigte weder für ihre Zwillingsschwester noch für die weitere Familie Interesse. Psychomotorisch war sie plump und verlangsamt. Produktiv psychotische Symptome fanden sich nicht. Nach Angaben des Betreuers neigte sie zu impulsiven Handlungen, aggressiven Ausbrüchen und lag zwischendurch immer wieder tagelang nur im Bett.
Familienanamnese: Die 69jährige Mutter, 3 ältere Brüder der Probanden (7, 9 und 11 Jahre älter) und 2 ältere Schwestern (12 und 14 Jahre älter) konnten persönlich untersucht werden. Die Mutter befand sich in einem Pflegeheim und zeigte ein stumpfes Residuum bei V.a. periodische Katatonie. 2 ältere Brüder lebten in betreuten Einrichtungen und litten ebenfalls an einer periodischen Katatonie. Die übrigen Geschwister waren gesund. Der Vater war bereits verstorben und soll Alkoholprobleme gehabt haben.
Diagnosen: Nach DSM-III-R/ICD 10 W 43-1 residuale Schizophrenie. W 43-2 Persönlichkeitsstörung NNB.
Leonhard Klassifikation: W 43-1 periodische Katatonie, W 43-2 abnorme Persönlichkeit (V.a. Residuum bei periodischer Katatonie).

6.5.4
Zweieiige diskordante Paare

18 der 25 zweieiigen Paare waren diskordant: M3, W4, M5, M13, M18, W20, W22, W23, W24, W26, M30, W33, M34, M39, W44, W45, M46, M47. Die Kurzkasuistiken der kranken Probanden mit Familienanamnesen werden im folgenden mitgeteilt.

Probanden M 3-1 und M 3-2 (diskordant):

M 3-2 war in seiner frühkindlichen und kindlichen Entwicklung immer etwas hinter seinem Bruder zurück. Der Bruder schaffte die mittlere Reife, er mußte in der Hauptschule eine Klasse wiederholen. Ab dem 14.Lebensjahr fiel M 3-2 den Eltern auf, daß er anders als andere Kinder war, sich zurückzog und kaum Kontakte hatte. Er sei „komisch geworden, aggressiv, sehr unruhig, immer in Bewegung, habe dauernd vor sich hin gemurmelt, spontan gar nichts mehr gesprochen und auf Fragen nur mehr ganz kurz geantwortet. Er kam in ein Behindertenheim und wurde von dort wegen aggressiver Unruhezustände mit 23 Jahren erstmals in psychiatrische Behandlung gebracht. Im Krankenhaus wirkte er verängstigt, lief dauernd hin und her, „war im Gespräch nie zu fixieren". Ohne wesentliche Besserung wurde er wieder entlassen. **Bei der Nachuntersuchung** war er 40 Jahre alt und seit Jahren dauerhospitalisiert. Er lief unruhig hin und her, betastete alle möglichen Gegenstände, Wände und Türen, wandte sich auf Anrede immer nur kurz und flüchtig zu. Dauernd murmelte er leise vor sich hin, zeigte ständig ein durch Halluzinationen abgelenktes Verhalten: blickte hin und her, hielt inne, lauschte, zeigte laufend irgendwelche mimischen Reaktionen. Auf Fragen antwortete er nicht, murmelte dagegen etwas lauter unverständliche Worte. Die Untersuchung der Psychomotorik ergab ein unaufhörliches Gegengreifen (gab dem Untersucher beliebig oft die Hand, auch als er eindringlich aufgefordert wurde, dies zu unterlassen). Nach Angaben des Pflegepersonals sei er seit der Aufnahme unverändert und gerate in bestimmten Abständen immer wieder in Erregungen, die aber immer nur kurz anhalten würden. M 3-1 war bisher nicht in nervenärztlicher Behandlung gewesen und bei der Untersuchung psychisch gesund. Er war 39 Jahre alt, verheiratet, 2 Kinder, berufstätig.

Familienanamnese: Die 70jährige Mutter, der 69jährige Vater und zwei jüngere Brüder der Zwillinge (9 und 4 Jahre jünger) wurden persönlich untersucht. Bei keinem fanden sich psychische Auffälligkeiten und bisher waren keine nervenärztlichen Behandlungen erfolgt. Drei jüngere Schwestern (6 und 3 (Zwillinge) Jahre jünger) und ein 8 Jahre älterer Bruder seien gesund.

Diagnosen: Nach DSM-III-R undifferenzierte Schizophrenie, nach ICD 10 nicht näher bezeichnete Schizophrenie.

Leonhard Klassifikation: Systematische Katatonie mit sprachträger und proskinetischer Komponente.

Probandinnen W 4-1 und W 4-2 (diskordant):

W 4-1 wurde mit 18 Jahren nach einem Suicidversuch mit Tabletten stationär aufgenommen. Sie war seit kurzem verheiratet und schwanger. Obwohl sich der Ehemann auf das Kind freute, machte sie sich Vorwürfe über die Schwangerschaft. Auf Fragen antwortete sie mit abgewandtem Gesicht nur „zögernd und bruchstückhaft". Die weitere Krankengeschichte ist dürftig. Die Entlassungsdiagnose war „reaktive Verstimmung bei primär psychopathischer Persönlichkeit. Über eine weitere stationäre Behandlung war nichts bekannt. **Bei der Nachuntersuchung** war sie 43 Jahre alt, verheiratet, 1 Kind. Sie wirkte nervös, hektisch, aber zunächst freundlich. Gereizt reagierte sie allerdings als sie auf ihren Krankenhausaufenthalt angesprochen wurde. Da stecke wohl der Mann dahinter, der sie seit damals ständig sexuell belästige. Auch jetzt noch versuche er durch Gedankenübertragung an sie heranzukommen. Sie war aufgebracht und wollte darüber keine weiteren Angaben machen. Über andere Themen konnte man sich dagegen recht gut unterhalten.

W 4-2 war bei der Untersuchung 43 Jahre alt, verheiratet, Hausfrau, 4 Kinder. Sie war gesund und bisher nicht in nervenärztlicher Behandlung gewesen. Sie habe nur wenig Kontakt zu ihrer Zwillingsschwester. Diese sei häufig nervös und neurotisch.

Familienanamnese: Die 73jährige Mutter wurde persönlich untersucht. Das Gespräch war schwierig. Sie war mißtrauisch und zurückhaltend. Sie habe ein schweres und anstrengendes Leben gehabt. Fragen nach psychischen Problemen wich sie aus. Der Vater war bereits vor 25 Jahren verstorben. Er habe viel Alkohol getrunken und sei in betrunkenem Zustand oft aggressiv seiner Familie gegenüber gewesen. Eine 9 Jahre jüngere Schwester und ein 4 Jahre älterer Bruder seien gesund.

Diagnosen: Nach DSM-III-R und ICD 10 wahnhafte Störung.

Leonhard Klassifikation: Affektvolle Paraphrenie im Stadium einer Paranoia.

Probanden M 5-1 und M 5-2 (diskordant):

M 5-1 fiel den Eltern c.a. ab dem 22.Lebensjahr durch zunehmende abnorme Verhaltensweisen auf. Er begann auffällig verschlossen zu werden, zog sich zurück und zeigte immer wieder eine erhebliche Aggresivität, so daß die ganze Familie oft in Angst lebte. Oft kam er tagsüber nur noch zum Essen aus seinem Zimmer. Aus der Bundeswehr wurde er wegen "eines Augen- und Nervenleidens" entlassen. Bei der ersten stationären Behandlung war er 28 Jahre alt. Sein Zimmer zuhause befand sich in einem desolaten Zustand. Überall lagen Unrat und extrem klein beschriebene Papierzettel herum. Darauf angesprochen antwortete er, daß er sich mit Problemen der Schweinezucht befasse. Im Krankenhaus war er uneinsichtig, einförmig klagsam und querulierend. Stereotyp jammerte er über Sehstörungen, Kopfschmerzen und innere Unruhe. Einförmig fragte er nach seiner Entlassung. Auf Zuwendung zeigte er häufig ein nicht passendes Lächeln. Er wurde ungebessert wieder entlassen. Ein zweiter Aufenthalt im gleichen Jahr verlief ähnlich. Er lag antriebslos im Bett und klagte über körperliche Beschwerden, für die man kein somatisches Korrelat fand. Mit 35 Jahren kam er zum dritten mal ins Krankenhaus. In der Zwischenzeit hatte er ohne Beschäftigung zuhause bei den Eltern gelebt. Er hatte den Eltern gelegentlich recht unangenehme Streiche gespielt, u.a. den Schweinen des Vaters die halben Ohren abgeschnitten. **Bei diesem Aufenthalt wurde er im Rahmen der Studie nachuntersucht.** Im Vordergrund standen erneut stereotypes und lästiges Drängen und Klagen ohne affektiven Hintergrund. Eine geordnete Unterhaltung war nicht möglich. Einförmig bat er wieder entlassen zu werden und ununterbrochen klagte er über verschiedene körperliche Beschwerden. Zwischendurch zeigte er immer wieder ein psychologisch nicht motiviertes, etwas läppisch anmutendes Lächeln.

M 5-2 war bei der Untersuchung 36 Jahre alt, verheiratet, 4 Kinder, berufstätig. Er war psychisch unauffällig und bisher nicht in nervenärztlicher Behandlung gewesen. Die 66jährige Mutter und der 66jährige Vater waren bei der persönlichen Untersuchung gesund. Keine weiteren Geschwister.

Diagnosen: Nach DSM-III-R desorganisierte Schizophrenie, nach ICD 10 andere oder coenästhetische Schizophrenie.
Leonhard Klassifikation: Systematische Hebephrenie (verschroben-läppisch).

Probanden M 13-1 und M 13-2 (diskordant):

M 13-1 zeigte bis zum 2.Lebensjahr eine normale frühkindliche Entwicklung. Es fanden sich überhaupt keine Unterschiede zu seinem Zwillingsbruder. Wegen einer Hüftluxation wurde er dann in einer orthopädischen Klinik behandelt und mußte nach der Klinikentlassung noch weitere 6 Wochen in einem Gipsbettchen liegen. Seit dieser Zeit war er nach Angaben der Mutter verändert und machte insbesondere keine sprachlichen Fortschritte mehr. Er verlor mehr und mehr den Kontakt zu seiner Umwelt, wurde autistisch und zeigte immer häufiger kurze Phasen mit aggressivem Zerstörungsdrang. Die körperliche Entwicklung verlief dagegen regelrecht. Im Alter von 5 Jahren ergab eine gründliche neurologische Untersuchung einen regel-

rechten Befund und bei späteren Untersuchungen (40 Jahre: Neurostatus regelrecht, keine Dysmorphiezeichen, Blutchemie o.B., Liquor o.B., EEG o.B., CT o.B, keine Chromosomenanomalie, kein fragiles X) fanden sich keine Hinweise für eine organische Erkrankung. Wegen der zunehmenden Verhaltensauffälligkeiten kam er mit 6 Jahren in eine psychiatrische Klinik. Er war völlig mutistisch, zeigte eine erhebliche Bewegungsunruhe. Er war immer für sich, hantierte mit Spielsachen oder Papierschächtelchen herum, „ohne daß man von einem sinnvollen Spiel sprechen konnte". Es kam zu schweren Autoaggressionen und minutenlangen Schreianfällen. Mit 13 Jahren wurde er als sehr umtriebig beschrieben, war reizbar, aus „unerfindlichen Gründen" schwer erregt und aggressiv, machte Faxen und grimassierte, rannte stereotyp durch den Saal, onanierte triebhaft und schamlos. Als 15jähriger „zeigte er noch keine Sprachansätze". Mit 18 Jahren hieß es: „Ist praktisch kontaktlos, sitzt starr, unbewegt und ohne Anteilnahme auf seinem Platz". Ungebessert wurde er in ein Pflegeheim verlegt. Dort wurden folgende Verhaltensweisen beschrieben. „Rückt alle Gegenstände, die sich in seiner Nähe befinden, zurecht"..."keine Eigeninitiative"..."wirkt äußerlich nicht schwachsinnig, hat feste Gewohnheiten"..."in einer reizarmen Umgebung kann er stundenlang auf der selben Stelle stehen, ohne sich zu bewegen"..."hat noch nie ein Wort gesprochen"..."gerät beim Spaziergang im Garten in völlige Erschöpfung, weil er alle herumliegenden Blätter zurechtrückt".
Bei der Nachuntersuchung stand der inzwischen 40jährige Proband in steifer Haltung mit ausdruckslosem und zur Seite abgewandtem Gesicht dem Untersucher gegenüber. Auf Ansprache erfolgte regelmäßig eine flüchtige Zuwendung, dabei vermied er Augenkontakt und wendete sich sofort wieder ab. Er war völlig mutistisch. Er griff nach jedem beweglichen Gegenstand in seiner Nähe und rückte ihn anders zurecht. Versuchte man Augenkontakt zu bekommen, wandte er sich immer zur Seite. Streckte man ihm die Hand entgegen, griff er unermüdlich danach, auch nach Aufforderung dies zu unterlassen (Anstoßautomatismus-"Gegengreifen"). Er folgte jedem leisen Druck gegen seinen Körper mit einer aktiven Bewegung, solange der Druck anhielt. So ließ er sich in ganz unbequeme Stellungen bringen. Hörte der Druck auf, nahm er seine ursprüngliche Stellung wieder ein (Anstoßautomatismus-"Mitgehen"). Wenn man sich nicht mit ihm beschäftigte, blieb er regungslos stehen.
M 13-2 war bei der persönlichen Untersuchung 42 Jahre alt. Er war geschieden, lebte seit Jahren mit einer Lebenspartnerin zusammen, 1 Kind, berufstätig. Er war aufgeschlossen und freundlich, ohne Anzeichen einer psychischen Krankheit, bisher nicht in nervenärztlicher Behandlung.
Familienanamnese: Die 72jährige Mutter und eine 4 Jahre ältere Schwester wurden persönlich untersucht. Sie waren psychisch gesund und nicht in nervenärztlicher Behandlung gewesen. Ein 6 Jahre älterer Bruder sei gesund. Der Vater war bereits verstorben. Er sei immer ein sehr fürsorgender Familienvater gewesen.
Diagnosen: Nach DSM-III-R und ICD 10 drängt sich zunächst die Diagnose einer autistischen Störung aus dem Bereich der tiefgreifenden Entwicklungsstörungen auf. Es fanden sich jedoch auch nach DSM-III-R und ICD 10 eindeutig katatone Symptome (Mutismus, Negativismus, Haltungsstereotypien, sinnlose ungerichtete psychomotorische Erregungen) was die Diagnose einer katatonen Schizophrenie mit Beginn im frühen Kindesalter rechtfertigt.

Leonhard Klassifikation: Es fanden sich die charakteristischen Symptome einer systematischen Katatonie mit frühkindlichem Beginn. Im speziellen fanden sich negativistische, proskinetische und angedeutet manierierte Komponenten.

Probanden M 18-1 und M 18-2 (diskordant):

M 18-2 erkrankte mit 17 Jahren akut an einer „paranoid-halluzinatorischen Psychose". Er war plötzlich aggressiv geworden und hatte sich wie ein „Kungfu-Kämpfer gebärdet". Er hörte „böse Stimmen", die ihm unangenehme Dinge befahlen. Zeitweise sagten die Stimmen auch Angenehmes, z.B., daß er heiraten solle. Er glaubte Einfluß darauf nehmen zu können wohin Billardkugeln rollten, war überzeugt Tiere im Zoo hypnotisieren zu können. Ganz im Vordergrund stand aber zumeist eine psychotische Angst: „Läuft in panischer Angst zur Station hinaus, trommelt gegen eine Türe"... „Wirkt schwer geängstigt, hat vor Angst geweitete Pupillen". Zwei Monate nach der stationären Aufnahme konnte er in deutlich gebessertem Zustand nach Hause entlassen werden. **Bei der Nachuntersuchung** war er 25 Jahre alt, plante zu heiraten, war berufstätig. Er war freundlich, zugewandt, gab bereitwillig Auskunft, sprach distanziert und einsichtig über die Krankheitsepisode.
M 18-1 war bei der Untersuchung 24 Jahre alt, ledig und Student. Er machte einen psychisch stabilen und gesunden Eindruck und war bisher nicht in nervenärztlicher Behandlung gewesen.
Familienanamnese: Die 54jährige Mutter, der 56jährige Vater, eine 3 Jahre ältere Schwester und eine 3 Jahre jüngere Schwester wurden persönlich untersucht. Die Mutter war eine temperamentvolle, leicht hyperthyme Frau, der Vater eher schüchtern und introvertiert. Anzeichen einer psychischen Krankheit waren bei beiden nicht zu erkennen. Die untersuchten Geschwister waren auch gesund. Zwei weitere ältere Schwestern (8 und 3 Jahre älter) und ein 6 Jahre jüngerer Bruder seien ebenfalls gesund.
Diagnosen: Nach DSM-III-R schizophreniforme Störung, nach ICD 10 akute vorübergehende psychotische Störung.
Leonhard Klassifikation: Zykloide Psychose (vorwiegend Angstpsychose).

Probandinnen W 20-1 und W 20-2 (diskordant):

W 20-2 kam im Alter von 24 Jahren erstmals in stationäre psychiatrische Behandlung. Sie war zu diesem Zeitpunkt bereits seit längerer Zeit arbeitslos. Sie wirkte bei der Aufnahme etwas ängstlich, schilderte „in weitschweifig ausholenden sorgfältig gewählten und verschroben anmutenden Formulierungen" coenästhetische Beschwerden im Kieferbereich. Sie führte die Beschwerden auf den Einfluß eines Pfarrers zurück, der ihr feindlich gesonnen sei. Hartnäckig und querulatorisch mit „subdepressivem Affekt" klagte sie über ihre Mißempfindungen, dabei traten die Beeinflussungsideen immer mehr in den Hintergrund. Sie wurde ungebessert entlassen und kurze Zeit später erneut stationär aufgenommen. Einförmig brachte sie wieder Klagen über Mißempfindungen jetzt im Bereich des Zungengrundes vor. Sie war klagsam, depressiv verstimmt und redete ununterbrochen über nichts anderes als die Mißempfindungen. Ohne wesentliche Besserung erfolgte die Entlassung in eine Rehabilitationsklinik. Mit 34 Jahren wurde sie erneut stationär aufgenommen und **im Rahmen der Studie untersucht.** Erneut bestanden die körperlichen Mißempfindungen, die von der Probandin in subdepressiver Stimmungslage einförmig klagend vorgebracht wurden. Andere Gesprächsinhalte waren mit ihr nicht anzugehen. Die Beschwerden seien seit der letzten Entlassung nie ganz weggegangen. Sie wirkte affektiv flach und war ohne Interessen und Zukunftsperspektiven. Psychomotorische Auffälligkeiten fanden sich nicht. Keine paranoid–halluzinatorischen Symptome. Bei der Entlassung waren die körperlichen Mißempfindungen zwar etwas in den Hintergrund getreten, das klinische Gesamtbild bestand aber unverändert fort.

W 20-1 war bei der Untersuchung 34 Jahre alt, ledig und berufstätig. Sie war bisher nicht in nervenärztlicher Behandlung gewesen und psychisch unauffällig.

Familienanamnese: Die 59jährige Mutter wurde persönlich untersucht. Sie redete sehr viel und es war oft schwierig sie auf konkrete Fragen zu fixieren. Darüberhinaus war sie unauffällig und bisher nicht nervenärztlich behandelt worden. Der 63jährige Vater sei krankhaft eifersüchtig gewesen. Vor 8 Jahren habe sich die Mutter deshalb scheiden lassen. Ein 3 Jahre älterer Bruder sei psychisch stabil und gesund.

Diagnosen: Nach DSM-III-R residuale Schizophrenie, nach ICD 10 andere oder coenästhetische Schizophrenie.

Leonhard Klassifikation: Systematische Hebephrenie (verschroben).

Probandinnen W 22-1 und W 22-2 (diskordant):

W 22-1 kam mit 15 Jahren erstmals in ambulante psychiatrische Behandlung. Sie lebte seit 2 Jahren als Vollwaise (siehe Familienanamnese) in einem Heim und war wegen Kontaktschwierigkeiten und sozialem Rückzug aufgefallen. Bei der Untersuchung war sie mutistisch, blickte ständig am Untersucher vorbei. Mit 18 Jahren wurde sie nach einem Suicidversuch mit Schneiden am Handgelenk erstmals stationär aufgenommen. Während des Aufenthaltes war sie negativistisch abweisend, gab mit abgewendetem Kopf immer nur spärliche Antworten. Bei der Entlassung war sie wieder zugewandter aber antriebsarm. Bei der zweiten stationären Aufnahme war sie 21 Jahre alt und wurde im **Rahmen der Studie untersucht.** Sie lag mutistisch im Bett und wehrte jede Annäherung ab. Im Stirnbereich grimassierte sie leicht. Nach fremdanamnestischen Angaben hatte sie zuletzt immer wieder ängstliche Beziehungsideen geäußert. Bei der Untersuchung war keine Angst erkennbar. Sie zeigte einen eher stumpfen Gesichtsausdruck. Im Verlauf wurde sie wieder zugewandter und konnte keine schlüssigen Erklärungen für ihr Verhalten geben. Sie wurde in gebessertem Zustand entlassen.

W 22-2 war bei der Untersuchung 24 Jahre alt, lebte seit mehreren Jahren mit einem Lebenspartner zusammen, 2 Kinder. Sie war psychisch unauffällig und bisher nicht in nervenärztlicher Behandlung gewesen.

Familienanamnese: Weitere Familienmitglieder konnten nicht untersucht werden. Die Mutter verstarb mit 40 Jahren an einem Bronchialkarzinom. Psychisch sei sie immer gesund gewesen. Der Vater erhängte sich im Rahmen einer chronisch verlaufenden paranoid-depressiven Psychose. Er war zum Zeitpunkt des Suicides seit Jahren wegen der Erkrankung berentet und mehrfach in stationärer Behandlung gewesen. An Krankheitssymptomen waren dabei aufgetreten: schwere Hemmung bis zum Stupor, agitiert depressive Verstimmung, Angstzustände und Versündigungsideen. Es kam oft nur zu Teilremissionen. Zumeist überdauerte eine allgemeine Schwäche und Antriebslosigkeit die akuteren Krankheitsphasen. Ein 3 Jahre älterer Bruder der Zwillinge habe immer wieder Angstzustände und sei deshalb mehrmals in ambulanter nervenärztlicher Behandlung gewesen.
Diagnosen: nach DSM-III-R atypische Psychose, nach ICD 10 nicht näher bezeichnete nichtorganische Psychose.
Leonhard Klassifikation: In bisher leichten Schüben verlaufende periodische Katatonie.

Probandinnen W 23-1 und W 23-2 (diskordant):

W 23-1 kam erstmals mit 26 Jahren in stationäre psychiatrische Behandlung. Sie berichtete von einem „Nervenzusammenbruch". Jeder habe sie beobachtet und sie habe nicht mehr schlafen können und total gezittert. Sie wollte sich mit einem Fön im Waschbecken suicidieren. Sie wirkte depressiv, zeigte verminderte mimische und gestische Regungen. Es fanden sich weiter Antriebsverlust und ausgeprägte allgemeine Vitalstörungen. Sie klagte immer wieder über Angstzustände und Beziehungsideen. Bei der Entlassung war sie gut gebessert. Mit 27 Jahren kam sie zum zweiten Mal in die Klinik. Sie war fast mutistisch, gab Grübelzwang und starke Versagensängste an. Im Verlauf traten immer wieder starke Ängste mit Beziehungsideen auf. Bei der Entlassung war sie wieder gesund. **Zum Zeitpunkt der Nachuntersuchung** war die Probandin 30 Jahre alt. Sie war ruhig, erschien introvertiert, wendete sich freundlich und kooperativ zu. Sie fühlte sich wohl und war psychisch stabil und gesund.
W 23-2 war bei der Untersuchung 31 Jahre alt, lebte in einer festen Partnerbeziehung, war berufstätig. Sie war sehr lebhaft, freundlich und psychisch unauffällig.
Familienanamnese: Die 56jährige Mutter, der 61jährige Vater und ein 5 Jahre älterer Bruder (Zwilling) wurden persönlich untersucht. Die Mutter machte einen etwas undifferenzierten Eindruck, wies leicht aufgedunsene und vergröberte Gesichtszüge auf. In der Krankenakte der Tochter war bereits der Verdacht auf Alkoholabusus bei der Mutter geäußert worden. Dieser Verdacht drängte sich auch jetzt wieder auf. Sie verneinte jedoch psychische Probleme und sei bisher nicht in nervenärztlicher Behandlung gewesen. Der Vater und der Bruder waren psychisch unauffällig. Eine 5 Jahre ältere Schwester (Zwilling) sei gesund.
Diagnosen: Nach DSM-III-R und ICD 10 schizoaffektive Störung.
Leonhard Klassifikation: Zykloide Psychose (Angstpsychose).

Probandinnen W 24-1 und W 24-2 (diskordant):

W 24-2 wurde mit 27 Jahren erstmals psychisch krank und wegen eines „paranoid-halluzinatorischen Zustandsbildes" in die Klinik eingewiesen. Bei der Aufnahme war sie sehr gespannt, mißtrauisch, verneinte jedoch paranoid-halluzinatorische Erlebnisse. Dagegen klagte sie über Tagesmüdigkeit und Derealisationsphänomene. Vor 4 Wochen habe sie sich zeitweise glücklich gefühlt, zwischendurch aber auch große Angst empfunden. Nach einem Monat wurde sie beschwerdefrei entlassen. Ein Jahr später zweite stationäre Aufnahme. Sie sei nackt herumgelaufen, habe befürchtet, daß man sie mit Tabletten vergiften wolle. Zu ihrem Mann habe sie gesagt: „Schau mir in die Augen, ich bin Gott". Bei der Exploration war sie sehr lebhaft und zugewandt. Sie spüre die Kraft Gottes in sich und glaube, daß sich die Menschen jetzt alle liebten und es keinen Krieg mehr gebe. Bei der Entlassung war sie wieder gesund, mußte aber kurz darauf erneut stationär behandelt werden. Sie hatte geäußert, Gott oder der Erzengel zu sein, u.a. die Hand auf die heiße Herdplatte gelegt um dies zu beweisen. Im Krankenhaus war sie einerseits gehobener Stimmung, dann wieder niedergeschlagen, ängstlich, äußerte Beziehungs- und Verarmungsideen. Vollremission. Mit 36 Jahren erneute Krankheitsphase. Diesmal äußerte sie viele religiöse Ideen, gab an, der Papst sei ihr erschienen. Im Krankenhaus war sie gehemmt-depressiv, hatte starke Angstgefühle, befürchtete, daß Krieg und der Weltuntergang bevorstünden. Vollremission. Im Alter von 42 Jahren (verheiratet, 2 Kinder, Hausfrau) wurde sie wieder krank und **im Rahmen der Studie untersucht**. Sie war sehr ängstlich, weinerlich, fühlte sich besonders von einem Mann in der Nachbarschaft verfolgt und bedroht. Sie habe auch bedrohliche Stimmen gehört. Bei einfühlsamer Zuwendung hellte sich ihre Miene immer wieder hoffnungsvoll auf. Auch diesmal wurde sie wieder remittiert entlassen.

W 24-1 war bei der Untersuchung 42 Jahre alt, verheiratet, 2 Kinder, Hausfrau. Im Gespräch war sie freundlich zugewandt, psychisch unauffällig und fragte besorgt, ob sie auch so eine Krankheit wie ihre Schwester bekommen könne. Bisher nicht in nervenärztlicher Behandlung.

Familienanamnese: Die 70jährige Mutter wurde persönlich untersucht. Sie war etwas schwer zugänglich, beantwortete viele Fragen ausweichend, erzählte dagegen viel von ihrem schweren Leben während des Krieges. Eine nervenärztliche Behandlung war nicht erfolgt. Der Vater wurde als stur und gelegentlich recht aufbrausend bezeichnet. Er habe seit Jahren Alkoholprobleme. Eine 11 Jahre jüngere Schwester der Zwillinge sei wegen häufiger Angstzustände in ambulanter nervenärztlicher Behandlung. Zwei weitere jüngere Schwestern (9 und 1 Jahr(e) jünger) und zwei ältere Brüder (7 und 2 Jahre älter) hätten keine psychischen Probleme.

Diagnosen: Nach DSM-III-R und ICD 10 schizoaffektive Störung.
Leonhard Klassifikation: Zykloide Psychose (Angst-Glücks-Psychose).

Probandinnen W 26-1/2 und W 26-3 (diskordant):

W 26-3 erkrankte mit 18 Jahren während einer Ausbildung zur Krankenpflegehelferin. Sie wurde von ihrer Stationsschwester zur stationären Aufnahme gebracht, war „hochgradig verworren" und örtlich und situativ nicht völlig orientiert. Bei der Untersuchung standen formale Denkstörungen mit „auffälligem Danebenreden" bei einem zuerst „läppischen" dann unsicherem und ratlosem Gesichtsausdruck ganz im Vordergrund. Sie nahm Töne aus einer Wand kommend wahr und spürte wie diese über ihren Hinterkopf ins Gehirn eindrangen. Es wurde die Diagnose einer Hebephrenie gestellt. Bei der Entlassung war sie „gut remittiert". Ein Jahr später erlitt sie einen schweren Verkehrsunfall mit Polytrauma, Schädelbasisfraktur mit komplizierender Meningoencephalitis und Hirnabszeß. Nach neurochirurgischer Versorgung ging es ihr wieder gut. Sie war nach Angaben der Mutter in ihrem Verhalten wie vor dem Unfall. Wieder ein Jahr später wurde sie plötzlich ratlos, affektlabil, zeigte eine rastlose Umtriebigkeit ohne sinnvolle Handlungen. Es fanden sich „erhebliche Sprach- und Orientierungsstörungen". Nach 14 Tagen war sie plötzlich wieder völlig orientiert und berichtete über optische und akustische Halluzinationen. 14 Tage später konnte sie in ausgeglichenem Zustand wieder entlassen werden.
Bei der Nachuntersuchung war sie 33 Jahre alt und wegen der körperlichen Folgen des Unfalles berentet. Sie war freundlich zugewandt, im formalen und inhaltlichen Denken geordnet.
Die zwei Drillingsschwestern (dreieiige Drillinge) **W 26-1/2** waren bei der Untersuchung 33 Jahre und beide psychisch stabil, gesund und bisher nicht in nervenärztlicher Behandlung gewesen. W 26-1 war ledig, berufstätig, lebte zu Hause. W 26-2 war verheiratet, 2 Kinder und halbtags berufstätig.
Familienanamnese: Die 56jährige Mutter und ein 6 Jahre jüngerer Bruder wurden persönlich untersucht. Die Mutter war freundlich und psychisch unauffällig. Sie hatte laut Krankengeschichte ihrer Tochter nach der Geburt ihres ersten Kindes an einer Depression im Wochenbett gelitten. Diese Information gab sie selber allerdings erst bei einem zweiten Besuch preis. Der Bruder der Drillinge war gesund. Der Vater sei mit 53 Jahren an einer Krebserkrankung gestorben. Er sei ein arbeitsamer und tüchtiger Mann gewesen. Der Vater der Mutter „habe sich als Reaktion auf erhebliche finanzielle Sorgen" erhängt. Ein 2 Jahre älterer Bruder der Drillinge sei bisher immer gesund gewesen.
Diagnosen: Nach DSM-III-R atypische Psychose, nach ICD 10 akute vorübergehende psychotische Störung.
Leonhard Klassifikation: Zykloide Psychose (Verwirrtheitspsychose).

Probanden M 30-1 und M 30-2 (diskordant):

M 30-2 kam mit 17 Jahren zum ersten Mal wegen Suicidgedanken in stationäre Behandlung. Er machte einen dysphorischen subdepressiven Eindruck und klagte über Gedankenausbreitung, Depersonalisations- und Derealisationsphänomene. Die ganze Welt komme ihm unwirklich und fremdartig vor. Die Menschen hätten Mitleid mit ihm wegen seines „schrecklichen Befindens", insbesondere wegen seiner „abstoßenden Nase". Im Verlauf des Aufenthaltes war er wortkarg, mürrisch, verhielt sich auch immer etwas provokativ, hielt Termine und Vereinbarungen nicht ein. Bei der Entlassung erschien er gebessert, machte das Abitur und begann ein Medizinstudium. Mit 22 Jahren kam es wieder zu einer schleichenden Verschlechterung. Er isolierte sich zusehends, wurde wegen Suicidgedanken erneut stationär aufgenommen. Er zeigte jetzt eine durchgehend morose Stimmungslage, wenig Durchhaltevermögen und klagte einförmig über Mißempfindungen im Bereich des Hinterkopfes. Er war ständig unzufrieden und nörglerisch. An therapeutischen Programmen nahm er nur unwillig teil, dagegen bastelte er stundenlang an Holztieren, was man ihm in der Beschäftigungstherapie gezeigt hatte. Der Aufenthalt dauerte fast 2 Jahre und er wurde kaum gebessert in eine therapeutische Wohngemeinschaft entlassen. Das Studium nahm er nicht mehr auf. **Zum Zeitpunkt der Nachuntersuchung** (25J.) trug er zweimal in der Woche Zeitungen aus. Davon könne er seine Miete bezahlen, mehr brauche er nicht, er unternehme ja nichts. Er redete in einem monoton gleichförmigen Tonfall, wirkte mürrisch und mißmutig, war jedoch nicht unfreundlich. Affektlos gab er an, dauernde Mißempfindungen am Hinterkopf zu verspüren. Durch „Darüberstreichen mit der Hand" seien die Beschwerden zu lindern. Seine Zeit verbrachte er mit dem Anfertigen von naiven Holztieren. Darüberhinaus hatte er keine Interessen, seine Familie und sein Zwillingsbruder waren ihm gleichgültig.

M 30-1 war bei der Untersuchung 25 Jahre alt, verheiratet, 2 Kinder (Zwillinge) und machte gerade das Physikum im Medizinstudium. Er bot keine psychischen Auffälligkeiten und war bisher nicht in nervenärztlicher Behandlung gewesen.

Familienanamnese: Die 54jährige Mutter wurde persönlich untersucht. Sie war redseelig und zeigte sich sehr besorgt um ihren kranken Sohn. Es waren keine psychischen Auffälligkeiten festzustellen. Keine nervenärztliche Behandlung. Der 54jährige Vater wurde als kühl und unnahbar beschrieben, sei aber nie ernstlich krank gewesen. Eine Schwester des Vaters habe an einer Aufwachepilepsie gelitten. Eine andere Schwester des Vaters habe aus unbekannten Gründen Selbstmord begangen und eine dritte Schwester des Vaters habe nach ihrer Ehescheidung zweimal einen Suicidversuch unternommen.

Diagnosen: Nach DSM-III-R residuale Schizophrenie, nach ICD 10 Schizophrenia simplex.

Leonhard Klassifikation: Systematische Hebephrenie (verschroben).

Probandinnen W 33-1 und W 33-2 (diskordant):

W 33-2 erkrankte im Alter von 19 Jahren. Bei der Aufnahme im Krankenhaus war sie orientiert und ruhig, machte aber „skurrile, faxenhafte Bewegungen": ..."steht still mit verzücktem Gesichtsausdruck da, die Hände, die Arme, auch den Rumpf in eigentümlich bizarr anmutenden Stellungen haltend"..."steht starr, greift dann sich reckend und dehnend, suchend umherfahrend nach ihrer Mutter". Es bestanden akustische Halluzinationen und Personenverkennungen. Später lag sie im Bett, war mit

den Armen dauernd in Bewegung und „wog mit einer gewissen Grazie den Oberkörper und Kopf hin und her". Dabei sprach sie unaufhörlich Worte, die sie aus ihrer Umgebung aufschnappte. Später war sie „läppisch aufgedreht, voller Bewegungsdrang": „wirft Pantoffel, Kissen in die Gegend, schüttet den Kaffee auf den Boden, beschimpft andere mit ordinären Ausdrücken, was aber mehr schnippisch denn boshaft wirkt". Nach 4 Monaten Vollremission. 3 Jahre später erneute Krankheitsphase. Wieder fanden sich psychomotorische Auffälligkeiten, Denk- und Affektstörungen, gelegentliche Personenverkennungen: „Wirft sich im Bett hin und her, bringt dabei Laute heraus, die durchaus ein Wohlgefühl ausdrücken, starrt in die Ecken des Zimmers, schreit gelegentlich laut und juchzt, redet gelegentlich alle Anwesenden als Bekannte an. Bei der Entlassung nach 3 Monaten wieder gesund. Im Alter von 24, 37, 47, 51, 56 und 61 Jahren weitere stationäre Aufenthalte. Im folgenden Auszüge von charakteristischen psychopathologischen Befunden: ..."schnauft in manierierter Weise, macht sich stocksteif, versucht sich hinfallen zu lassen, zuckt bei jeder Berührung kasperlhaft und faxenhaft zusammen"..."faxenhaft unruhig, wirkt ratlos, ängstlich"..."sie habe Tag und Nacht Stiche im Unterleib, werde vom Erdboden angezogen, befürchte, daß ihr Mann ein Massenmörder sei, rieche Leichengeruch"..."scheint fast teilnahmslos, dann wirft sie sich in die Arme ihres Sohnes, gibt rhythmische Laute des Stöhnens von sich"..."psychomotorisch erheblich unruhig, gibt an, daß sie unter dem Bett Strom spüre, singt mit hohem Sopran"..."die Anamneseerhebung ist recht schwer, wird immer wieder durch distanzlos-enthemmtes Verhalten unterbrochen, das Gesicht maskenhaft starr, die Bewegungen verlangsamt"..."verworrener Rededrang, psychomotorischer Erregungszustand, knallt die Türen"..."mißtrauisch erregt, hat Angst, psychomotorisch unruhig, Halluzinationen sind nicht auszuschließen". Nach dem bisher letzten Aufenthalt mit 61 Jahren findet sich der Eintrag: ..."ausgeglichen, freundlich, affektiv gut schwingungsfähig, die Krankheitsphase ist vollständig remittiert". **Bei der Nachuntersuchung** war die Probandin 64 Jahre alt, seit 3 Jahren verwitwet. Sie wohnte in einem eigenen gepflegten Einfamilienhaus, war freundlich, aufgeschlossen und bot keine psychischen Auffälligkeiten.
W 33-1 war bei der Untersuchung 64 Jahre alt, verheiratet, 2 Kinder, Hausfrau, bisher nicht in nervenärztlicher Behandlung gewesen. Die Untersuchung ergab einen unauffälligen psychopathologischen Befund.
Familienanamnese: Es konnten keine weiteren Angehörige untersucht werden. Die Mutter war verstorben, sei psychisch immer gesund gewesen. Der ebenfalls bereits verstorbene Vater sei dreimal wegen einer manisch-depressiven Krankheit stationär behandelt worden. Eine Schwester des Vaters habe sich erhängt, sei vorher wegen Depressionen behandelt worden (Krankengeschichten konnten nicht erhalten werden). Die Zwillinge haben keine Geschwister.
Diagnosen: Nach DSM-III-R und ICD 10 katatone Schizophrenie (einzelne Phasen dauerten länger als 1/2 Jahr).
Leonhard Diagnose: Zykloide Psychose (Motilitätspsychose mit Verwirrtheitselementen).

Probanden M 34-1 und M 34-2 (diskordant):

M 34-1 kam mit 19 Jahren erstmals in stationäre psychiatrische Behandlung. Er war verschlossen, gab an, daß er dauernd den Eindruck habe, andere würden sich über ihn lustig machen, er gehöre nicht richtig dazu. Er berichtete in ein Mädchen verliebt gewesen zu sein. Auch dieses habe ihn nicht verstanden. Bei der Entlassung war er kaum verändert. Man diagnostizierte eine „narzistisch gefärbte, neurotische Depression". Zwei weitere Aufenthalte mit ähnlich uncharakteristischer Symptomatik folgten mit 21 und 22 Jahren. Beruflich faßte er trotz Abitur nie richtig Fuß. Mit 28 Jahren wurde er gegen seinen Willen eingewiesen, weil er 16 Stunden vor dem Haus einer Frau gestanden hatte und verwirrt erschienen war. Im Krankenhaus gab er an, daß er die Frau seit zwei Jahren kenne. Stimmen hätten ihm ihre Adresse gesagt. Die Stimmen würden ihn teilweise übel beschimpfen, ihm andererseits aber auch gut zureden. Sie hätten ihm gesagt, er solle auf die Frau warten. Außerdem redete er etwas ungeordnet von der Mafia, Geheimbünden und Schutzgelderpressern. Während des Aufenthaltes war er sehr aggressiv gegenüber Pflegern und Ärzten, drohte immer wieder mit Schlägen. Er sprach von einem großen Geist über den er mit anderen in Verbindung treten könne. Bei der Entlassung war er gebessert allerdings „konnte von einer echten Krankheitseinsicht nicht ausgegangen werden". Mit 31 Jahren erneute stationäre Aufnahme. Er war sehr erregt und gereizt, sprach von einem Intrigenspiel, dem er aufgesessen sei. Es bestanden Beziehungs-, Beeinträchtigungs- und Verfolgungsideen. Im Verlauf war er wortkarg und unzugänglich. Da er schließlich nicht mehr weiter auffiel, wurde seinem Drängen nach Entlassung nach 14 Tagen nachgegeben. **Bei der Nachuntersuchung** war er 32 Jahre alt, ohne Beruf und arbeitslos. Er wirkte zurückhaltend, abwartend, war aber nicht unfreundlich. Nachdem es gelungen war eine gewisse Vertrauensbasis herzustellen, erzählte er zunächst bereitwillig über seine Krankheitsphasen. Als er mit einigen Symptomen, die in der Krankengeschichte vermerkt waren, konfrontiert wurde (Verfolgungsideen, Stimmen), wurde er unruhig und gespannt. Das sei gelogen, man habe ihn schlecht behandelt. Es klangen jetzt auch Größenideen an. So sagte er, die „Xs" seien schon immer etwas Besonderes gewesen und hätten aus dem Durchschnitt herausgeragt. Eine nähere Begründung gab er nicht sondern sagte, der Übergang von Genie zum Wahnsinn sei gering.

M 34-2 war bei der Untersuchung 32 Jahre alt, lebte seit Jahren in einer festen Partnerschaft, berufstätig. Er war bisher nicht in nervenärztlicher Behandlung und erschien psychisch gesund.

Familienanamnese: Die 54jährige Mutter und der 62jährige Vater wurden persönlich untersucht. Die Mutter war etwas hektisch und nervös, verlor im Gespräch öfters den Faden. Eine nervenärztliche Behandlung war bisher nicht nicht erfolgt. Der Vater wirkte erschöpft, aber ansonsten unauffällig. Nach Angaben von M 34-2 sei er leicht reizbar und schnell erregt. Ein jüngerer Bruder des Vaters sei wegen Alkoholproblemem in stationärer psychiatrischer Behandlung. Ein älterer Bruder des Vaters beging Suizid. Die Zwillinge haben keine Geschwister.

Diagnosen: Nach DSM-III-R und ICD 10 paranoide Schizophrenie.
Leonhard Klassifikation: Affektvolle Paraphrenie.

Probanden M 39-1 und M 39-2 (diskordant):

M 39-1 wurde mit 25 Jahren erstmals psychisch auffällig. Es traten Konzentrationsstörungen, Schlafstörungen und Alpträume auf. Er begann Stimmen zu hören und glaubte, daß man ihm Medikamente ins Essen mischen würde. Alle Leute wüßten über ihn Bescheid. Die paranoiden Inhalte traten mit der Zeit in den Hintergrund, die akustischen Halluzinationen blieben. Mit 27 Jahren wurde er stationär aufgenommen und **im Rahmen der Studie untersucht.** Er war affektiv schwingungsfähig, etwas dysphorisch, gab aber bereitwillig Auskunft. Er berichtete über unangenehme Stimmen, die er seit über einem Jahr höre. Die Stimmen würden sich über ihn unterhalten, äußerten sich abfällig und sagten peinliche und unangenehme Dinge. Er wolle gar nicht gern darüber sprechen. Er könne mit den Stimmen diskutieren, sie seien sehr lästig und unangenehm. Bei der Denkprüfung traf er nicht genau den logischen Punkt, sondern redete oft nur unbestimmt um das Thema herum. Bei der Entlassung gab er an, daß die Stimmen etwas in den Hintergrund getreten seien. Dissimulationstendenzen waren jedoch unverkennbar. Ein Jahr später kam er mit unveränderter Symptomatik wieder zur Aufnahme. Auch diesmal waren bei der Entlassung die Stimmen nicht ganz verschwunden. Trotz eines abgeschlossenen Pharmaziestudiums war eine berufliche Integration bisher nicht gelungen. Er trug sich mit dem Gedanken eine Krankenpflegeausbildung zu beginnen.
M 39-2 war bei der Untersuchung 27 Jahre alt, ledig, berufstätig, hatte gerade auf dem zweiten Bildungsweg das Abitur gemacht. Eine nervenärztliche Behandlung war bisher nicht erfolgt, der psychopathologische Befund war regelrecht.
Familienanamnese: Die 56jährige Mutter wurde persönlich untersucht. Sie wies eine emotive und leicht ängstliche Persönlichkeitsakzentuierung auf, war ansonsten psychisch unauffällig. Der Vater verstarb mit 46 Jahren an einer Krebserkrankung. Psychisch sei er immer gesund gewesen. Eine Schwester der Mutters Mutter sei in einem Nervenkrankenhaus verstorben. Näheres konnte nicht in Erfahrung gebracht werden. Ein 6 Jahre jüngerer und ein 3 Jahre älterer Bruder der Zwillinge seien gesund.
Diagnosen: Nach DSM-III-R und ICD 10 paranoide Schizophrenie.
Leonhard Klassifikation: Systematische Paraphrenie (phonemisch).

Probandinnen W 44-1 und W 44-2 (diskordant):

W 44-1 erkrankte erstmals mit 27 Jahren im Anschluß an eine schwere körperliche Erkrankung (cerebraler Insult) ihrer Zwillingsschwester. Sie fühlte sich für den Haushalt der Schwester verantwortlich, schob deren Ehemann die Schuld an der Krankheit zu. Sie fühlte sich plötzlich bedroht und verfolgt, hörte ängstigende Stimmen. Es kam zu mehreren ambulanten nervenärztlichen Untersuchungen, wobei sie auch mehrmals von einer unglücklichen Liebe zu einem Mann sprach. Nach einer wochenlangen Appetitlosigkeit mit Gewichtsverlust wurde sie schließlich stationär aufgenommen. Sie hatte große Ängste entwickelt, daß ihre Familie sie loswerden wolle. Bei der Aufnahme war sie zeitweise substuporös, sehr schweigsam. Sie erschien verwirrt, erklärte sie sei durcheinander, hilflos, handlungsunfähig. Sie habe die Stimme ihres Freundes gehört, könne ihre Gedanken nicht mehr auseinandersortieren. Die Stimmung wechselte zwischen ratlos deprimiert und ängstlich-dysphorisch und gereizt. Bei der Entlassung war sie wieder gesund. 6 Monate später wurde sie erneut aufgenommen, klagte mit ratlosem Affekt über Gewichtsabnahme, körperliche Mißempfindungen und Insuffizienzgefühle. Bei der Entlassung war sie gebessert und arbeitsfähig. In den folgenden Jahren kam es zu 3 weiteren stationären Behandlungen. Es bestanden depressive und gereizt-maniforme Verstimmungen, gesteigerte oder verlangsamte Psychomotorik, panische Ängste mit Verfolgungsideen. Bei den Entlassungen war sie jeweils gut remittiert. **Zum Zeitpunkt der Nachuntersuchung** war sie freundlich, zugewandt und zeigte keine psychopathologischen Auffälligkeiten.

W 44-2 kam mit einem angeborenem Herzfehler zur Welt. Sie entwickelte sich körperlich und psychisch weitgehend normal. Mit 27 Jahren erlitt sie als Folge eines embolischen Geschehens einen linksseitigen Hirninsult mit Halbseitenlähmung. **Bei der Untersuchung** war die Lähmung wieder weitgehend abgeklungen und in psychischer Hinsicht erschien sie völlig gesund. Eine psychiatrische Behandlung war bis dato nicht erfolgt.

Familienanamnese: Die Mutter konnte persönlich untersucht werden. Sie war psychisch gesund und nie in nervenärztlicher Behandlung gewesen. Der Vater war mit 35 Jahren an den Folgen einer Encephalitis disseminata gestorben. Der 4 Jahre jüngere Bruder war wegen Depressionen in ambulanter nervenärztlicher Behandlung gewesen. 2 ältere Brüder (9 und 13 Jahre älter) und eine 10 Jahre ältere Schwester waren psychisch gesund. Eine Schwester der Mutter war wegen einer endogenen Depression in stationärer Behandlung gewesen.

Diagnosen: Nach DSM-III-R/ICD 10 schizoaffektive Psychose.
Leonhard Klassifikation: Zykloide Psychose (Angstpsychose mit Verwirrtheitselementen).

Probandinnen W 45-1 und W 45-2 (diskordant):

W 45-1 war bei der Ersterkrankung bereits 42 Jahre alt. Sie entwickelte einen Liebeswahn, glaubte durch Wanzen mit dem Mann in Verbindung zu stehen und wartete in erotischer Spannung von ihm abgeholt und geheiratet zu werden. Sie wurde ins Krankenhaus eingewiesen. Nach der Entlassung war sie wieder gesund. In der Folgezeit kam es zu 4 stationären Aufenthalten mit ähnlicher Symptomatik. Neben dem Liebeswahn traten auch Angstideen auf, so befürchtete sie z.B. vergast zu werden. Die letzte stationäre Behandlung war mit 59 Jahren erfolgt. Bei der Entlassung war sie umgänglich und freundlich und in einem insgesamt stabilem psychischen Zustand. **Bei der Nachuntersuchung** lebte sie in einer eigenen sauberen Wohnung. Sie distanzierte sich glaubhaft von früher aufgetretenen Wahninhalten, war freundlich zugewandt und erschien psychopathologisch unauffällig. Die früher aufgetretenen Symptome akzeptierte sie spontan als Zeichen ihrer Krankheit.

W 45-2 war bisher nie in nervenärztlicher Behandlung gewesen und war auch bei **der Untersuchung** psychopathologisch unauffällig.

Familienanamnese: Die Eltern waren beide bereits verstorben. Die Mutter war bis zum 65. Lebensjahr gesund gewesen. Dann erlitt sie einen „Schlaganfall" und war danach wegen depressiver Verstimmungen mehrfach in stationärer Behandlung. Sie starb mit 72 Jahren. Der Vater starb mit 59 Jahren an einer Leberzirrhose. Er sei immer ein lebensfroher Mensch gewesen. 2 jüngere Brüder (1 und 3 Jahr(e) jünger) und 2 jüngere Schwestern (9 und 15 Jahre jünger) seien jeweils verheiratet und psychisch gesund. 2 ältere Brüder (2 und 4 Jahre älter) seien ebenfalls psychisch gesund. Mütterlicherseits seien einige Verwandte etwas wunderlich. Eine Schwester der Mutter sei überheblich, gehässig und unverständlich im Benehmen. Eine Schwester der Großmutter sei ebenfalls wunderlich gewesen. Eine Tochter einer anderen Schwester der Mutter sei böse, gehässig, mache nur Vorschriften und sei nervlich oft stark angeschlagen.
Diagnosen: Nach DSM-III-R/ICD 10 wahnhafte Störung (Liebeswahn).
Leonhard Klassifikation: Zykloide Psychose (Angst-Glücks-Psychose).

Probanden M 46-1 und M 46-2 (diskordant):

M 46-1 erkrankte im Alter von 24 Jahren. Er klagte über körperliche Beschwerden wie Kopfschmerz, Schwindel, Gastritis und Schlafstörungen. Es bestanden phobische Ängste (Höhen-, Platzangst), Derealisations- und Depersonalisationsphänomene. Ohne nervenärztliche Behandlung klangen die Beschwerden wieder weitgehend ab. Mit 28 Jahren traten plötzlich Bedeutungs- und Beziehungsideen auf. Er glaubte Radiosendungen würden nur gesendet werden um ihn persönlich zu verwirren. Er hielt sich für Jesus und spendete für seine Verhältnisse unangemessen viel Geld für die Kirche. Er hörte befehlende und kommentierende Stimmen, gab absolutes Gottvertrauen aber auch Höllenängste an. Er war depressiv gestimmt und klagte über Insuffizienz- und Versagensgefühle. Die stationäre Behandlung dauerte über ein Jahr. Danach wurde er in ausreichend stabilisiertem Zustand entlassen. **Bei der Nachuntersuchung** war er 29 Jahre alt und als Student eingeschrieben. Seinen Lebensunterhalt verdiente er sich durch Gelegenheitsarbeiten. Er erschien weichherzig, schüchtern und etwas ängstlich. Eine psychische Residualsymptomatik fand sich nicht. Er war affektiv schwingungsfähig, freundlich zugewandt und recht kooperativ.
M 46-2 war berufstätig und verheiratet. Er war bisher nie in nervenärztlicher Behandlung gewesen und erwies sich **bei der Untersuchung** als psychisch gesund.
Familienanamnese: Der 63jährige Vater und die 62jährige Mutter sowie die 2 Jahre ältere Schwester konnten persönlich untersucht werden. Sie waren alle zum Zeitpunkt der Untersuchung psychisch gesund und bisher auch nicht in nervenärztlicher Behandlung gewesen.
Diagnose: DSM-III-R/ICD 10 schizoaffektive Psychose.
Leonhard Klassifikation: Zykloide Psychose (Angst-Glücks-Psychose).

Probanden M 47-1 und M 47-2 (diskordant):

M 47-2 erkrankte mit 30 Jahren. Er hatte das Gefühl am Arbeitsplatz werde schlecht über ihn geredet. Er glaubte angezeigt und bestraft zu werden. Er fragte mehrmals beim Bürgermeister nach, ob etwas vorgefallen sei und war „mit den Nerven völlig fertig". Unter ambulanter nervenärzlicher Behandlung fühlte er sich wieder besser. Mit 34 Jahren wurde er stationär aufgeommen. Er berichtete, daß man ihn hintenherum fertigmachen würde, indem man negative Dinge über ihn erzähle. Immer wenn er Leute zusammenstehen sehe, meine er, daß diese über ihn reden würden. Er habe große Angst, da er auch davon ausgehen müsse, daß er auf diese Weise um seinen Arbeitsplatz gebracht werde. Die Unruhe und Angst sei so groß geworden, daß er in die Klinik gegangen sei. Während des stationären Aufenthaltes kam es mehrmals zu ängstlich-paranoiden Erregungszuständen. Bei der Entlassung war er gut gebessert und nahm seine Arbeit wieder auf. **Bei der Nachuntersuchung** war er berufstätig und lebte im Haus seiner Eltern. Er wirkte etwas verlangsamt und klagte über Müdigkeit. Seit dem stationären Aufenthalt nahm er regelmäßig Clozapin (150mg täglich) ein. Er war emotional schwingungsfähig und krankheitseinsichtig. Psychopathologische Residualsymptome fanden sich nicht.

M 47-1 war berufstätig, verheiratet mit 2 Kindern und bisher nie in psychiatrischer Behandlung gewesen. **Bei der Untersuchung** war er psychisch stabil und unauffällig.

Familienanamnese: Der 75jährige Vater und die 73jährige Mutter konnten persönlich untersucht werden. Beide Eltern waren psychisch gesund und bisher nicht in nervenärztlicher Behandlung gewesen. Eine 7 Jahre ältere Schwester sei ebenfalls psychisch gesund.

Diagnose: Nach DSM-III-R schizophreniforme Psychose, nach ICD 10 akut vorübergehende psychotische Störung.

Leonhard Klassifikation: Zykloide Psychose (Angstpsychose).

6.6
Zusammenfassung der Familienbefunde

Tabelle 24 zeigt wieviel der Familien der **22 eineiigen Paare** (8 Paare diskordant, 12 Paare konkordant K1 + K2, 2 Paare konkordant K3) mit weiteren psychiatrisch auffälligen Verwandten 1. und 2. Grades belastet sind. In den Familien der 12 konkordanten Paare waren in 41,7% (Konkordanzgruppe K1 + K2) bzw. 42,9% (Konkordanzgruppe K1 + K2 + K3) weitere Psychosen bei Angehörigen 1. und 2. Grades zu finden. Rechnet man die Suicide ohne vorherige psychiatrische Diagnose hinzu, erhöht sich der Prozentanteil der belasteten Familien sogar auf fast 60%. Eine familiäre Belastung mit Suiciden und Psychosen wiesen damit über die Hälfte der konkordanten eineiigen Paare auf. In den Familien der 8 diskordanten Paare trat nur in einer Familie (13%) eine weitere Psychose auf.

6.6 Zusammenfassung der Familienbefunde

Tabelle 24. Anzahl der Familien der 22 eineiigen Paare mit weiteren psychiatrisch auffälligen Verwandten 1. und 2. Grades im Vergleich konkordanter und diskordanter Paare (Prozentangaben in Klammern)

Art der Belastung	Konkordant K1+K2 n = 12	Konkordant K3 n = 2	Diskordant n = 8
Familienanamnese ohne Suicide und Psychosen	5 (41,7%)	1	7 (87%)
	6 (42,9%)		
Suicide ohne psychiatrische Diagnose	2 (16,6%)	0	0
Psychosen und Suicide bei Psychosen	5 (41,7%)	1	1 (13%)
	6 (42,9%)		

Die familiäre Belastung der 22 eineiigen Paare nach der Aufteilung in verschiedene Leonhard Diagnosen sieht wie folgt aus: **Von 11 eineiigen Paaren mit zykloid psychotischen Index-Zwillingen** sind 8 Paare diskordant und 3 Paare konkordant (Konkordanzgruppe K1). Bei den Diagnosen der Index-Zwillinge der 8 diskordanten Paare handelt es sich um 5 Probanden mit Angstpsychosen, um 1 Proband mit einer Angst-Glücks-Psychose und um 2 Probanden mit Verwirrtheitspsychosen. In einer dieser 8 Familien litt die Mutter an einer phasischen endogenen Depression. Die Probanden der 3 konkordanten Paare litten alle an Motilitätspsychosen. Eine dieser 3 Familien hatte ein weiteres Mitglied (Geschwister) mit einer endogenen Depression.
Die 11 eineiigen Paare mit unsystematisch schizophrenen Index-Zwillingen verteilen sich auf 6 Paare mit periodisch katatonen, 4 Paare mit affektvoll paraphrenen, und 1 Paar mit kataphasischen Index-Zwillingen. Von diesen 11 Paaren gehören 9 Paare der Konkordanzgruppe K1 und die restlichen 2 Paare der Konkordanzgruppe K3 an. **Ein eindeutig diskordantes eineiiges Paar fand sich in der Gruppe der unsystematischen Schizophrenien nicht.** Bei 4 Paaren (36,4%) war die weitere Familienanamnese weitgehend unauffällig. In den übrigen 7 Familien (63,6%) kamen bei Verwandten 1. und 2. Grades plötzliche Suicide und Psychosen vor. Die Psychosen gehören dabei diagnostisch alle dem schizophrenen Spektrum an.

Tabelle 25 zeigt wieviele der **25 zweieiigen Paare** (18 Paare diskordant, 4 Paare konkordant K1 + K2, 3 Paare konkordant K3) mit weiteren psychiatrisch auffälligen Verwandten 1. und 2. Grades belastet sind. Die Familienanamnese der 18 diskordanten Paare ist zur Hälfte ohne Suicide und Psychosen, in der anderen Hälfte kamen unerwartete Suicide (2 Fälle, 11,1%) und Psychosen (7 Fälle, 38,9%) vor. Bei den zweieiigen Paaren wiesen damit 50% der diskordanten Paare eine positive Familienanamnese mit unerwarteten Suiciden und Psychosen auf. Die Familien der 4 konkordanten Paare der Konkordanzgruppe K1 + K2 waren in einem Fall unbelastet und in 3 Fällen mit weiteren Psychosen belastet. Bei 3 Paaren der Konkordanzgruppe K3 traten in 2 Familien unerwartete Suicide bei Verwandten 2. Grades auf, in 1 Familie kamen weitere Psychosen bei Verwandten 1. Grades vor.

Tabelle 25. Anzahl der Familien der 25 zweieiigen Paare mit weiteren psychiatrisch auffälligen Verwandten 1. und 2. Grades im Vergleich konkordanter und diskordanter Paare (Prozentangaben in Klammern)

Art der Belastung	Konkordant K1+K2 n = 4	Konkordant K3 n = 3	Diskordant n = 18
Familienanamnese ohne Suicide und Psychosen	1	0	9 (50%)
	1 (14,3%)		
Suicide ohne psychiatrische Diagnose	0	2	2 (11,1%)
	2 (28,6%)		
Psychosen und Suicide bei Psychosen	3	1	7 (38,9%)
	4 (57,1%)		

Die familiäre Belastung der 25 zweieiigen Paare nach der Aufteilung in verschiedene Leonhard Diagnosen sieht wie folgt aus: **Von 11 zweieiigen Paaren mit zykloid psychotischen Index-Probanden** waren 9 Paare diskordant, und 2 Paare konkordant. Die Diagnosen der 9 Probanden der diskordanten Paare verteilen sich auf 1 Motilitätspsychose, 1 Verwirrtheitspsychose, 4 Angst-Glücks-Psychosen und 3 Angstpsychosen. In 4 dieser Familien war die weitere Familienanamnese unauffällig. In 3 Familien mit an Angstpsychosen erkrankten Index-Zwillingen litten weitere Verwandte 1. Grades an phasischen Depressionen. In der Familie mit dem Indexfall einer Verwirrtheitspsychose litt die Mutter nach der Geburt ihres ersten Kindes an einer Depression im Wochenbett und der Vater der Mutter beging Suizid (keine psychiatrische Diagnose bekannt). In der Familie mit dem Indexfall einer Motilitätspsychose litt der Vater an einer manisch-depressiven Krankheit und die Schwester des Vaters beging Suizid im Rahmen einer endogenen Depression.

In einem konkordanten Paar litten beide Probanden an einer Angstpsychose und in dem anderen konkordanten Paar litten beide Probanden an einer Verwirrtheitspsychose. Die weitere Familienanamnese des erstgenannten Paares war unauffällig, in der Familie des anderen Paares litt eine Schwester und ein Bruder ebenfalls an endogenen Depressionen.

Von den 3 zweieiigen Paaren mit periodisch katatonen Index-Zwillingen war 1 Paar diskordant, 1 Paar konkordant K1 und 1 Paar konkordant K3. In allen 3 Familien kamen bei Verwandten 1. und 2. Grades weitere Psychosen vor. In einer Familie litt der Vater an einer paranoid-halluzinatorischen Psychose, in einer anderen Familie die Mutter und zwei Brüder ebenfalls an periodischer Katatonie, und in der dritten Familie beging der Vater Suicid, nachdem er jahrelang an einer chronisch verlaufenden paranoiden Depression gelitten hatte.

Die 5 Paare mit affektvoll paraphrenen Index-Zwillingen verteilen sich auf 2 diskordante Paare, 2 konkordante Paare der Konkordanzgruppe K3 und 1 konkordantes Paar der Konkordanzgruppe K1. In der Familie eines diskordanten Paares war nichts über Suicide oder Psychosen bekannt. In 3 Familien waren jeweils Suicide (keine psychiatrischen Diagnosen bekannt) bei Verwandten 1. und 2. Grades vorgekommen und in einer Familie litt die Mutter an phasischen Depressionen.

Alle 6 zweieiigen Paare mit systematisch schizophrenen Index-Zwillingen waren diskordant. In 4 Familien war die weitere Familienanamnese leer. In einer Familie starb eine entfernte Verwandte in einer psychiatrischen Anstalt (keine Diagnose bekannt). In einer anderen Familie waren Suicide bei Verwandten 2.Grades vorgekommen.

Eineiige und zweieiige Paare zusammengefaßt: In 18 der 47 Familien (38,3%) kamen weitere Psychosen bei Angehörigen 1. und 2. Grades vor. In 6 Familien traten Suicide ohne psychiatrische Diagnose auf (12,8%). Die *Tabelle 26* zeigt eine Übersicht der familiären Belastung aller Paare bei Verwandten 1.Grades nach diagnostischer Aufteilung der Indexfälle. Unter der Spalte „Andere relevante psychische Auffälligkeiten" sind Persönlichkeitsstörungen, Alkoholabusus und andere überdauernde psychische Störungen mit Ausnahme von dementiellen Erkrankungen und relevanten Intelligenzminderungen zusammengefaßt.

Tabelle 26. Familienanamnese der 47 Zwillingspaare (eineiige und zweieiige Paare nach diagnostischer Aufteilung der Index-Probanden (n = Anzahl der Verwandten 1.Grades)

Diagnosen der Index-Zwillinge	*Verwandte 1. Grades (Eltern und Geschwister) mit:*			
	Psychosen des schizophrenen Spektrums	Affektiven Psychosen	Suicid ohne psychiatrische Diagnose	Anderen relevanten psychischen Auffälligkeiten
Gesamtkollektiv (193 Verwandte)	4,2 %	5,2 %	1,6 %	13,5 %
DSM-III-R/ICD 10 Schizophrenie (73 Verwandte)	8,2 %	2,7 %	4,1 %	15,1 %
Andere Spektrum Psychosen (120 Verwandte)	1,7 %	6,7 %	—	12,5 %
Unsystematische Schizophrenien (65 Verwandte)	12,3 %	4,6 %	4,6 %	29,2 %
Systematische Schizophrenien (22 Verwandte)	—	—	—	13,6 %
Zykloide Psychosen (106 Verwandte)	—	6,6 %	—	3,8 %

6.7
Geburtsanamnese im Intrapaar Vergleich

Im folgenden wird bei den diskordanten Paaren jeweils der kranke dem gesunden Partner und bei den konkordanten Paaren jeweils der schwerer erkrankte dem weniger schwer erkrankten Partner gegenübergestellt. Die Differenzierung, wer innerhalb eines konkordanten Paares der schwerer erkrankte Proband ist, erfolgte unter Berücksichtigung des Erkrankungsalters, der Anzahl und Dauer der Hospitalisierungen, der sozialen Kompetenz bei der Nachuntersuchung und des globalen klinischen Eindrucks bei der Nachuntersuchung. Die Angaben stammen aus den Krankengeschichten der Index-Probanden und aus der persönlichen Untersuchung aller Probanden, von 38 Müttern, 21 Vätern und 4 Geschwistern, die wesentlich älter waren als die Probanden. Bei 7 Paaren gab es keine lebenden Angehörigen mehr.

Bei 3 dieser 7 Paare (W9, W22, W33) waren auch in den Krankenakten keine Angaben zum Geburtsgewicht verzeichnet und bei einem Paar (W33) fehlten Informationen über mögliche Geburtskomplikationen. Insgesamt gelang es von 43 Paaren (92%) Angaben zum Geburtsgewicht und von 45 Paaren (95,7%) Angaben über das Vorhandensein oder Fehlen von Geburtskomplikationen zu erhalten. In den *Tabellen A8* und *A9* des Anhanges sind die retrospektiv erhobenen Daten zur Geburtsanamnese der Probanden aufgelistet.

Weder in den Gesamtgruppen eineiiger und zweieiiger Paare noch in den einzelnen diagnostischen Untergruppen fanden sich Unterschiede im Geburtsgewicht zwischen gesund/krank oder leichter krank/schwerer krank. Auch in der Geburtsreihenfolge konnten keine signifikanten Unterschiede gefunden werden, d.h. der kranke oder schwerer kranke Proband war statistisch genauso oft der Erst- wie Zweitgeborene gewesen. **Bei den eineiigen Probanden** hatten in der Gesamtgruppe (schizophrenes Spektrum), in der Gruppe „Andere Diagnosen des schizophrenen Spektrums außer Schizophrenie nach *DSM-III-R/ICD 10*" und in der Gruppe der zykloiden Psychosen die kranken oder schwerer erkrankten Probanden signifikant häufigere und schwerere Geburtskomplikationen als ihre Partner. **Bei den zweieiigen Probanden** fand sich dieser Befund in der Gruppe der *DSM-III-R/ICD 10* Schizophrenien (*Tabellen 27* und *28*). Durchschnittliche Zahl und Schwere der Geburtskomplikationen im Vergleich der einzelnen diagnostischen Kategorien unterschieden sich dabei nicht. Die Unterschiede traten nur im Intrapaar-Vergleich innerhalb einer diagnostischen Kategorie auf.

Tabelle 27. Zahl an Geburtskomplikationen: Der kranke oder schwerer kranke Proband hat häufiger mehr Geburtskomplikationen als sein gesunder oder weniger schwer erkrankter Partner (Wilcoxon matched pairs signed rank test)

Diagnosen	Eineiige Paare	Zweieiige Paare
Schizophrenes Spektrum	$p < .01^1$	ns
Schizophrenie (*DSM-III-R/ICD 10*)	ns	$p < .01^1$
Andere Diagnosen des schizophrenen Spektrum (*DSM-III-R/ICD 10*)	$p < .01^1$	ns
Unsystematische Schizophrenie	ns	ns
Systematische Schizophrenie	-	zu kleines n
Zykloide Psychose	$p < .01^1$	ns

[1] Signifikant auch nach Bonferroni-Korrektur

6.8
Die Rollenverteilung in der Paarsituation

Über die Rollenverteilung im Paar waren bei 3 Paaren keine verwertbaren Angaben zu erhalten (M8, W9, W43). Bei 40 Paaren (85%) wurden eindeutige Angaben darüber gemacht, wer von beiden Zwillingspartnern in der Kindheit und präpsychostisch in der Paarsituation dominierte oder untergeordnet war. In 6 Paaren wurden beide Partner als gleichgestellt bezeichnet.

Bei Betrachtung des Gesamtkollektives waren sowohl bei den eineiigen als auch bei den zweieiigen Paaren die kranken oder schwerer kranken Probanden signifikant häufiger dem Partner untergeordnet gewesen (Eineiige Paare: $x^2 = 14,0$, df = 2, $p < .01$; Zweieiige Paare: $x^2 = 16,3$, df = 2, $p < .001$). Nach der diagnostischen Differenzierung und Bonferroni-Korrektur waren die Unterschiede jedoch nicht mehr statistisch signifikant.

Tabelle 28. Schwere an Geburtskomplikationen: Der kranke oder schwerer kranke Proband hat häufiger schwerere Geburtskomplikationen als sein gesunder oder weniger schwer erkrankter Partner (Wilcoxon matched pairs signed rank test)

Diagnosen	Eineiige Paare	Zweieiige Paare
Schizophrenes Spektrum	$p < .01^1$	ns
Schizophrenie (*DSM-III-R/ICD 10*)	ns	$p < .01^1$
Andere Diagnosen des schizophrenen Spektrum (*DSM-III-R/ICD 10*)	$p < .01^1$	ns
Unsystematische Schizophrenie	ns	ns
Systematische Schizophrenie	-	zu kleines n
Zykloide Psychose	$p < .01^1$	ns

[1] Signifikant auch nach Bonferroni-Korrektur

6.9 Die Händigkeit der Probanden

Die Häufigkeit von Individuen in der Normalbevölkerung, die keine eindeutigen Rechtshänder sind, soll zwischen 8% und 10% betragen (*Oldfield 1971, Luchins et al. 1980*). Dabei wird das Vorkommen von Nichtrechtshändern (NRH) bei eineiigen und zweieiigen Zwillingen sowie bei Einlingen als etwa gleich häufig angegeben (*McManus 1980*). In den *Tabellen A10 und A11* des Anhanges ist die Händigkeit aller Probanden aufgeführt. 14 von den 94 Probanden (14,9%) waren Nichtrechtshänder (NRH). Es ergaben sich keine wesentlichen Unterschiede in der Häufigkeit von NRH bei eineiigen (5 von 44 Probanden = 11,4%) und zweieiigen Zwillingen (9 von 50 Probanden = 18%), so daß eine Analyse der Händigkeit getrennt nach der Eiigkeit nicht sinnvoll erscheint. Im Gesamtkollektiv und in jeder diagnostischen Untergruppe unterschied sich der prozentuale Anteil von NRH zwischen gesunden und kranken Probanden nicht wesentlich. Der Anteil an Paaren mit einem NRH war im Gesamtkollektiv und in jeder diagnostischen Untergruppe bei den diskordanten Paaren etwas höher als bei den konkordanten Paaren. Der Unterschied war jedoch statistisch nicht signifikant.

7 Diskussion

Trotz der enormen Fortschritte in den naturwissenschaftlichen, sozialen und psychodynamischen Untersuchungsmethoden und der epidemiologischen und sozialpsychiatrischen Forschung, ist in den letzten Jahren ein zunehmender Stillstand im Wissenzuwachs bei Psychosen des „schizophrenen Spektrums" eingetreten. Bis heute nicht geklärt ist die Frage, ob das Spektrum schizophrener und schizophrenieähnlicher Psychosen ein Krankheitskontinuum mit fließenden Grenzen ist oder ob es sich aus verschiedenen Krankheiten mit ganz unterschiedlichen Ursachen zusammensetzt. Die großen Hoffnungen, die man in moderne, atheoretische und operationalisierte Diagnosesysteme setzte, haben sich bisher nicht erfüllt. Weiterhin gibt es kaum unwidersprochene Befunde. Die Frage, ob die auf Expertenkonsens beruhende bloße Zusammenfassung einer Anzahl von bestimmten Symptomen zu diagnostischen Kategorien und/oder zu „Störungen" ohne nosologischen Hintergrund wirklich geeignet ist, die Schizophrenieforschung voranzutreiben, erscheint deshalb berechtigt. Der Konsensus ist ein Kompromiß aus verschiedenen Einzelstandpunkten und soll in erster Linie einer besseren Verständigung untereinander dienen. Die hohe diagnostische Übereinstimmungen verschiedener Untersucher (Reliabilität) muß jedoch oft mit dem Preis einer zunehmenden Vereinfachung hingenommen werden und es kann nicht automatisch davon ausgegangen werden, daß die Konsensuskriterien auch valide sind. **Denn Reliabilität bedeutet nicht gleichzeitig auch Validität** (*Gottesman und Shields 1982*). Eine systematische Zwillingsstudie, die die auf „Expertenkonsens" beruhenden Diagnosesysteme (*DSM-III-R, ICD 10*) mit der auf klinisch-empirischen Untersuchungen basierenden Nosologie *Leonhards* vergleicht, erschien geeignet, die Validität von diagnostischen Untergruppen innerhalb des schizophrenen Spektrums zu überprüfen.

Erkenntnisse über die Biologie der Zwillingsentstehung und die Auswirkungen intrauteriner Milieuunterschiede bei ca. 2/3 der eineiigen Zwillinge auf deren pränatale Entwicklung machten es notwendig, die Untersuchung nicht nur auf den Vergleich der Konkordanzraten zwischen eineiigen und zweieiigen Zwillingspaaren zu beschränken. Allein das in 15 bis 30% mehr oder weniger ausgeprägte Transfusionssyndrom bei monochorialen eineiigen Zwillingen könnte sowohl bei vorwiegend erblichen als auch vorwiegend nicht erblichen Krankheiten erhöhte wie auch verminderte Konkordanzraten zur Folge haben. Deshalb sind wir der Forderung von *Campion und Tucker* (1973), den prä- und perinatalen Komplikationen bei Zwillingsstudien mehr Beachtung zu schenken, nachgekommen und haben auf Schwangerschafts- und Geburtsanamnese, Geburtsgewicht und Geburtsreihenfolge besonderes Augenmerk gelegt. Die retrospektive Erhebung dieser Daten wird in der internationalen Literatur immer wieder als ausreichend valide beurteilt (*Wenar und Coulter 1962, National Center for Health Statistics 1985, Little 1986, Gayle et al. 1988, O'Callaghan et al. 1990a*). Durch eine möglichst genaue Erhebung der Familienanamnese, von demographischen Daten bei Ersterkrankung und Nachuntersuchung, der Feststellung der präpsychotischen Rollenverteilung in der Paarsituation (Achse dominant / untergeordnet) und der Bestimmung der Händigkeit, erwarteten wir weitere Informationen für die Beantwortung unserer Fragestellung. Die Diskussion der erhobenen Befunde von **47 Zwillingspaaren (22 eineiige und 25 zweieiige Paare)** findet auf der Basis einer Zusammenstellung der Ergebnisse der bis heute durchgeführten, größeren Zwillingsstudien zur Schizophrenie statt.

7.1
Rollenverteilung (dominant/untergeordnet) und Händigkeit

Unsere Befunde über die Rollenverteilung in der Paarsituation bestätigen die Ergebnisse früherer Zwillingsstudien. Bei Psychosen des schizophrenen Spektrums ohne weitere Differenzierung war der kranke oder schwerer kranke Zwilling präpsychotisch häufig seinem Partner untergeordnet. Wie bereits *Kringlen (1990)* konnten auch wir diesen Befund sowohl bei eineiigen als auch bei zweieiigen Paaren erheben. Nach der Aufteilung des schizophrenen Spektrums in diagnostische Untergruppen waren jedoch keine statistisch signifikanten Unterschiede mehr nachweisbar, so daß keine neuen Schlußfolgerungen möglich sind.

Die Händigkeitsuntersuchungen ergaben keine statistisch signifikanten Unterschiede in der Häufigkeit von „Nicht-Rechtshändern" bei bestimmten diagnostischen Untergruppen, weder im Vergleich von eineiigen und zweieiigen Paaren, noch im Vergleich von konkordanten und diskordanten Paaren. Wie bereits *Lewis et al. (1989)* und *Torrey et al.* (1993a) können auch wir die Hypothese von *Boklage* (1977) nicht bestätigen, daß Linkshändigkeit nicht mit einer „Kernschizophrenie" sondern mit einer günstigeren Verlaufsform der Erkrankung assoziiert sein soll.

7.2
Vergleichbarkeit von Diagnosen

Wenn in verschiedenen Studien unterschiedliche diagnostische Konzepte angewendet werden, ist es oft unmöglich, die Ergebnisse miteinander zu vergleichen. Die Studie von *Gottesman und Shields* (1972) ist hierfür ein eindrucksvolles Beispiel. Bei 6 verschiedenen Diagnostikern schwankte die Häufigkeit der Schizophreniediagnose in einem Kollektiv von 114 Probanden zwischen 44 und 77x (3.3.). Wir haben die Diagnosen der 64 psychotischen Probanden deshalb unter dem Gesichtspunkt analysiert, ob es zwischen dem *DSM-III-R*, der *ICD 10* und der *Leonhard Klassifikation* Parallelen gibt (*Franzek und Beckmann, 1998*).

Alle systematischen Schizophrenien nach *Leonhard* unserer Studie erfüllten auch nach *DSM-III-R/ICD 10* die Kriterien für Schizophrenie. Die unsystematischen Schizophrenien und die zykloiden Psychosen dagegen waren im *DSM-III-R/ICD 10* auf eine Vielzahl von Diagnosen verteilt. Als besonders inkonsistent und keinen Rückschluß auf eine bestimmte *Leonhard* Diagnose zulassend, erwies sich die *DSM-III-R/ICD 10* Diagnose einer schizoaffektiven Störung. Zu annähernd gleichen Teilen fanden sich hier sowohl zykloide als auch unsystematisch schizophrene Psychosen. Einigermaßen zuverlässige Rückschlüsse auf eine bestimmte *Leonhard* Diagnose scheinen dagegen die Kategorien „schizophreniforme Störung" (*DSM-III-R*) und „akut vorübergehende psychotische Störungen" (*ICD 10*) zuzulassen. In beiden Kategorien fanden sich in unserem Kollektiv nur Probanden mit zykloider Psychose.

7.3
Demographische Daten im polydiagnostischen Vergleich

Bei der Auswertung der demographischen Daten fiel auf, daß sowohl die eineiigen als auch die zweieiigen weiblichen Paare zum Zeitpunkt der Untersuchung signifikant älter waren als die männlichen Paare. Die weitere Analyse der Daten ergab, daß dieser Befund darauf zurückgeht, daß die weiblichen Probanden des Zwillingskollektives durchschnittlich etwas später erkrankten als die männlichen Probanden. Das von vielen beobachtete höhere Erkrankungsalter bei schizophrenen Frauen gegenüber schizophrenen Männern (*Loranger 1984, Flor-Henry 1985, Häfner et al. 1991, Franzek und Beckmann 1992b*) fand sich somit auch in unserem Zwillingskollektiv mit schizophrenen Spektrumpsychosen. Nach der Aufteilung in verschiedene diagnostische Kategorien waren jedoch nur noch geringe Geschlechtsunterschiede im Erkrankungsalter nachweisbar und zwar nur noch in der großen Sammelkategorie „Andere Diagnosen des schizophrenen Spektrums außer Schizophrenie" (*DSM-III-R/ICD 10*) und in der umschriebenen *Leonhard* Kategorie der zykloiden Psychosen. Die zykloiden Psychosen waren im polydiagnostischen Vergleich mit nur einer Ausnahme bei diesen „Anderen Spektrumdiagnosen" vertreten und weibliche Paare waren bei den zykloiden Psychosen häufiger als männliche Paare. Damit geht in unserem Zwillingskollektiv das höhere Erkrankungsalter von Frauen gegenüber Männern auf die weiblichen Probanden mit einer zykloiden Psychose zurück. Da bekannt ist, daß sich zykloide Psychosen häufig im Wochenbett manifestieren (*Lanzcik et al. 1990*) könnte man spekulieren, daß der von einigen Autoren vermutete Einfluß der Östrogene auf das Erkrankungsalter bei Frauen (*Seeman 1982, Häfner et al. 1991*) besonders bei den zykloiden Psychosen wirksam wird. Bei den Schizophrenien unseres Kollektives fand sich jedenfalls kein Unterschied im Erkrankungsalter zwischen Männern und Frauen. Auch in einer früheren Untersuchung hatten wir bei den Unterformen der Schizophrenie nach *Leonhard* keinen Altersunterschied im Erkrankungsalter zwischen Männern und Frauen gefunden aber festgestellt, daß Frauen häufiger als Männer an Paraphrenien und Männer häufiger als

Frauen an Katatonien erkrankt waren (*Franzek und Beckmann 1992a*). Teilweise bestätigte sich dieser Befund auch in unserem Zwillingskollektiv. Es erkrankten deutlich mehr Männer als Frauen an einer Katatonie, bei den Paraphrenien war das Verhältnis Frauen zu Männer dagegen ausgeglichen.

Die Ergebnisse der Studie zur sozialen Lebenssituation der Zwillingsprobanden (6.2.2.) im Gesamtkollektiv bestätigen die Befunde von *Kringlen*, daß präpsychotische soziale Unterschiede sowohl bei diskordanten eineiigen als auch diskordanten zweieiigen Zwillingen zu finden sind (*Kringlen 1967, 1990*). Die Aufteilung der kranken Probanden in diagnostische Untergruppen erbrachte deutliche Unterschiede. Probanden mit periodischer Katatonie hatten im Vergleich zu Probanden mit systematischer Schizophrenie, affektvoller Paraphrenie und zykloider Psychose wesentlich häufiger nur eine mindere Schulausbildung durchlaufen. Nur die Hälfte der periodisch katatonen Probanden übte zum Zeitpunkt der Ersthospitalisation eine normale Tätigkeit aus (Schule, Lehre oder Beruf), während dies bei allen Probanden mit affektvoller Paraphrenie und zykloider Psychose der Fall war. Obwohl die Hälfte der 6 Zwillinge mit systematischer Schizophrenie eine weiterführende Schule besucht hatte, hatte bereits zum Zeitpunkt der Ersthospitalisation keiner mehr ein normales Arbeitsverhältnis. Kein Proband mit periodischer Katatonie und systematischer Schizophrenie lebte zum Zeitpunkt der Ersthospitalisation in einer Partnerbeziehung, während dies bei mehr als 1/4 der Probanden mit den Diagnosen affektvolle Paraphrenie und zykloide Psychose der Fall war. Diese Befunde weisen darauf hin, daß präpsychotische Auffälligkeiten eher bei periodisch Katatonen und systematisch Schizophrenen bestehen. Auch die Langzeitprognose war hier in allen Fällen sehr ungünstig. Keinem Probanden mit periodischer Katatonie und systematischer Schizophrenie war es gelungen bis zur Nachuntersuchung (im Durchschnitt 20 Jahre nach der Ersthospitalisierung) selbständig in einem geordneten sozialen Umfeld zu leben.

In der sozialen Langzeitprognose fanden sich auch deutliche Unterschiede zwischen Probanden mit affektvoller Paraphrenie und Probanden mit zykloider Psychose. Von den affektvoll paraphrenen Probanden, die bei Ersthospitalisation noch zu 100% sozial integriert waren, waren zum Zeitpunkt der Nachuntersuchung nur noch 38%, von den Probanden mit zykloider Psychose dagegen noch 67% sozial gut integriert geblieben. Unsere Ergebnisse bestätigen die bereits von *Leonhard* (1995) beschriebene besonders ungünstige Langzeitprognose der systematischen Schizophrenien. Innerhalb der unsystematischen Schizophrenien scheinen die affektvollen Paraphrenien offenbar eine günstigere soziale Langzeitprognose zu haben als die periodischen Katatonien. Bei den zykloiden Psychosen bestätigte sich erneut die gute Prognose im Langzeitverlauf (*Perris 1975, Brockington et al. 1982, Beckmann et al. 1990*).

7.4
Die unterschiedliche genetische Disposition

Basierend auf der Kraepelinschen Dichotomie der endogenen Psychosen in die manisch-depressive Krankheit und die Dementia praecox wurde und wird die Schizophrenie zumeist als eine Krankheitseinheit oder ein einheitliches Krankheitsspektrum behandelt. Dessen ungeachtet wurde jedoch immer wieder der Versuch unternommen, die schizophrenen Psychosen in valide Untergruppen einzuteilen (*Kahlbaum 1863, Wernicke 1900, Kleist 1925, Leonhard 1956, Kay und Roth 1961, Tsuang et al. 1974, Harrow und Quinlan 1977, Strauss et al. 1977, Murray und Murphy 1978, Pope und Lipinsky 1978, Crow 1980, Quitkin et al. 1980, Andreasen und Olsen 1982, Lewis et al. 1987b*). In der klassischen Zwillingsforschung gibt es eine Reihe von Befunden, die die Einheitlichkeit des schizophrenen Spektrums in Frage stellen (3.3.). Auch die teilweise deutlich unterschiedlichen Konkordanzraten der eineiigen Zwillinge in den großen Zwillingsstudien deuten darauf hin, daß offenbar in den einzelnen Studien bestimmte Untergruppen von Patienten vorherrschen, die die Konkordanzraten entweder nach oben oder nach unten drücken. So berichten die Studien, die von Krankenhauspatienten ausgehen, oft von erheblich höheren Konkordanzraten als Studien, die von Zwillingsregistern ausgehen. Den Studien, die Zwillinge aus Krankenhäusern rekrutierten, wurde immer wieder als systematischer Fehler angelastet, daß sie vorwiegend schwer erkrankte Probanden rekrutierten, die häufiger konkordant seien als leichter kranke Probanden, weil sie eine quantitativ höhere genetische Belastung aufweisen würden (*Kringlen 1990*). Auch in unserer Zwillingsserie wiesen die Probanden, die die strikten Schizophreniekriterien nach *DSM-III-R* erfüllten, sehr hohe eineiige Konkordanzraten und signifikant niedrigere zweieiige Konkordanzraten auf. Die Probanden mit anderen *DSM-III-R* Spektrumdiagnosen dagegen hatten im Gegensatz zur Schizophrenie eine mit einem statistischen Trend niedrigere Konkordanzrate bei den eineiigen Probanden und der Unterschied zur zweieiigen Konkordanzrate war in dieser Gruppe nicht mehr signifikant. Dies scheint auf den ersten Blick die Annahme einer rein quantitativ höheren genetischen Belastung bei schwerer erkrankten Individuen im Vergleich zu leichter Erkrankten zu bestätigen.

Eine andere Überlegung ist jedoch, daß es sich bei den sogenannten „schweren Erkrankungen" und „leichten Erkrankungen" um ätiologisch verschiedene Psychosen handeln könnte. Darauf beruht letztlich auch das Konzept der differenzierten Diagnostik nach *Leonhard*. Bei Anwendung dieser Diagnostik fanden sich in unserem Kollektiv sehr hohe eineiige Konkordanzraten und signifikant niedrigere zweieiige Konkordanzraten bei den unsystematischen Schizophrenien, während bei den zykloiden Psychosen auch die eineiigen Paare überwiegend diskordant waren und die Konkordanzrate dieser eineiigen Paare nur ganz geringfügig höher war als die Konkordanzrate der zweieiigen Paare. Weiterhin war die Konkordanzrate der eineiigen Probanden mit unsystematischer Schizophrenie statistisch signifikant höher als die Konkordanzrate der eineiigen Probanden mit zykloider Psychose.

7 Diskussion

Diese Befunde sind nach der Galtonschen Regel so zu interpretieren, daß die unsystematischen Schizophrenien ganz überwiegend erblich bedingt sind, daß dagegen bei den zykloiden Psychosen die Erblichkeit offenbar nur eine ganz untergeordnete Rolle spielt.

In 9 von 22 Familien mit einem zykloid psychotischen Index-Zwilling (eineiig und zweieiig) kamen affektive Psychosen vor. Die Belastung mit affektiven Psychosen betrug bei insgesamt 106 Verwandten 1.Grades 6,6%. In keinem Fall war dagegen bei den Verwandten 1. Grades eine Psychose aus dem schizophrenen Spektrum aufgetreten. Dies zeigt, daß die zykloiden Psychosen den affektiven Psychosen weit näher stehen als den schizophrenen Psychosen. Die Interpretation aber, daß zykloide Psychosen lediglich eine Variante der manisch-depressiven Krankheit darstellen, ist sicher nicht zulässig, da Zwillingsstudien zur manisch-depressiven Krankheit über sehr hohe Konkordanzraten bei eineiigen und signifikant niedrigere Konkordanzraten bei zweieiigen Probanden berichteten (*Bertelsen et al. 1977*), was ganz im Gegensatz zu unseren Ergebnissen steht. **Die Befunde deuten vielmehr auf die nosologische Eigenständigkeit der zykloiden Psychosen hin,** wobei der genaue Zusammenhang mit den rein affektiven Psychosen noch erforscht werden muß.

Die Belastung der Familien mit unsystematisch schizophrenen Index-Zwillingen war qualitativ ganz anders. In 13 der 19 Familien waren plötzliche Suicide ohne bekannte psychiatrische Diagnose und Psychosen des schizophrenen Spektrums vorgekommen. Nur in 2 Familien litten Angehörige an rein affektiven Psychosen. Insgesamt waren 12,3% der 65 Verwandten 1. Grades mit Psychosen des schizophrenen Spektrums belastet. Sehr hoch war auch die Belastung (29,2%) mit anderen überdauernden psychischen Störungen (Persönlichkeitsstörungen, Alkoholabhängigkeit etc.). Bei der periodischen Katatonie lassen sich die Befunde mit anderen Untersuchungen vereinbaren, die einen dominanten Erbgang im Sinne eines Hauptgen-Effektes vermuten (*Beckmann et al. 1996, Leonhard 1995, Stöber et al. 1995*). Die Familienbefunde und die statistisch signifikant unterschiedlichen Konkordanzraten bestätigen jedenfalls die bereits von Leonhard postulierte unterschiedliche genetische Belastung der Gruppe der zykloiden Psychosen und der Gruppe der unsystematischen Schizophrenien.

Zählt man die zykloiden Psychosen zum schizophrenen Spektrum, bestätigen unsere Befunde auch *Rosenthals* Postulat (1959), daß es zwei Schizophrenieformen gibt, einen nichterblichen Typ mit guter Prognose (zykloide Psychosen nach *Leonhard*) und einen erblichen Typ mit ungünstigem Verlauf (unsystematische Schizophrenien nach *Leonhard*). *Rosenthal* hatte ebenfalls beobachtet, daß konkordante eineiige Zwillinge eine deutliche Tendenz zu familiären Auftreten der Schizophrenie zeigten und Verlauf und Ausgang der Krankheit zumeist ungünstig war. Bei den diskordanten eineiigen Paaren fand er keine positive Familienanamnese und die Krankheit nahm zumeist einen günstigen Verlauf (siehe 3.3.2.). In 8 der 14 konkordanten eineiigen Paare in unserer Studie (57%) waren bei Angehörigen 1. und 2.

Grades Suicide und Psychosen vorgekommen. Bei 11 der 14 konkordanten eineiigen Paare (79%) handelte es sich dabei um unsystematische Schizophrenien und nur bei 3 Paaren um zykloide Psychosen. Die Familienanamnesen der 8 diskordanten eineiigen Paare waren nur in einem Fall mit einer Psychose (endogene Depression) belastet und alle Indexfälle dieser diskordanten Paare litten an einer zykloiden Psychose. Die Bedeutung des Fehlens von systematischen Schizophrenien bei eineiigen Zwillingen wird weiter unten diskutiert.

Leonhard selber hatte bei seinen eineiigen Zwillingsprobanden mit zykloider Psychose eine Konkordanzrate von 56% beobachtet (10 von 18 Paaren waren konkordant). 9 seiner 10 konkordanten Paare gehörten dabei der klinischen Unterform einer Motilitätspsychose an. Auch in unserem Kollektiv boten die Probanden der 3 konkordanten eineiigen Paare mit zykloider Psychose die klinischen Bilder von Motilitätspsychosen. Diese hohe Konkordanzrate bei den Motilitätspsychosen steht im Gegensatz zu ihrer relativ geringen familiären Belastung. *Leonhard* (1976) nahm deshalb neben der genetischen Disposition eine erhebliche somatische Mitverursachung in der peri-/postpartalen Phase an. Möglicherweise kommt Schwangerschafts- und Geburtskomplikationen hier ein besonderer Stellenwert in der Ätiologie zu. Darauf wird weiter unten ausführlich eingegangen.

7.5
Das Fehlen von schizophrenen Untergruppen bei Zwillingen

Eine rein psychologisch-psychodynamische Hypothese ist, daß eine mangelnde Ausbildung von Ichgrenzen „confusion of ego identity" (*Bateson et al. 1956, Jackson 1959*) besonders zur Entwicklung von schizophrenen Psychosen disponiert. Bei Zwillingen besteht häufig eine starke Paarverbundenheit mit einem Streben nach Gleichheit und Identifikation. Diese Paarverbundenheit ist bei den eineiigen Paaren häufig viel ausgeprägter als bei den zweieiigen Paaren. Bei eineiigen Zwillingen häufiger als bei zweieiigen Zwillingen, bei zweieiigen Zwillingen häufiger als bei Einlingen, könnte darunter die Entwicklung einer unabhängigen und eigenständigen Persönlichkeit leiden (3.1.). Ohne genetische Komponente wären daraus höhere Konkordanzraten bei eineiigen gegenüber zweieiigen Zwillingen abzuleiten. Auch ließen sich damit die höheren Konkordanzraten zweieiiger Zwillinge im Vergleich zum Erkrankungsrisiko anderer Geschwister erklären (Tabelle 6). Nach dieser Hypothese wäre aber zu fordern, daß 1. schizophrene Psychosen bei Zwillingen (eineiig und zweieiig) häufiger auftreten müßten als in der Normalbevölkerung und 2. schizophrene Psychosen bei eineiigen Zwillingen häufiger sein müßten als bei zweieiigen Zwillingen.
Beide Annahmen sind durch systematische Zwillingsstudien nicht bestätigt worden. Zwillinge waren in Populationen von schizophrenen Probanden nicht häufiger als in der Normalbevölkerung und die Häufigkeit von schizophrenen Psychosen bei eineiigen und zweieiigen Zwillingen unterschied sich ebenfalls nicht (siehe 3.3.6). Die

Hypothese der „confusion of ego identity" als wesentliches ätiologisches Moment in der Entstehung schizophrener Psychosen wird damit sehr fragwürdig. Darüberhinaus lassen einige Befunde sogar ganz gegenteilige Überlegungen zu. *Leonhard* fand unter 69 endogen psychotischen eineiigen Zwillingen keine einzige systematische Schizophrenie, während unter 47 endogen psychotischen zweieiigen Zwillingen 12 Fälle mit systematischer Schizophrenie waren. *Leonhard* konnte keine biologische Erklärung für diesen völlig überraschenden Befund finden und stellte die Hypothese auf, daß ein Mensch womöglich nicht systematisch schizophren wird, wenn er jemanden neben sich hat, der ihn in all seinen Reaktionen in höchstem Maß versteht. Dabei ist nach *Leonhard* die eineiige Zwillingsschaft an sich unwichtig. Es komme lediglich darauf an, daß die Zwillinge zusammen aufwachsen. Auf diese Weise entstehe ganz notwendigerweise ein enger Kontakt, der Gewähr dafür biete, daß das Wechselspiel zwischen Individuum und Umwelt genügend ablaufe und eine normale Ausreifung von „psychischen Systemen" bewirke (*Leonhard 1979*). Andererseits muß dann natürlich auch gefolgert werden, daß ein Mangel an Kommunikation mit der Umwelt eine Ausreifung von „psychischen Systemen" verhindert und das betreffende Individuum später systematisch schizophren werden kann. Ein Beispiel für die schweren und dramatischen psychischen Folgeschäden einer mangelnden Kommunikation mit der Umwelt ist die „anaclitische Depression" bei Kleinkindern (*Spitz 1945*). *Spitz* beschrieb bei Kleinkindern, die in Heimen ohne Mutter aufwuchsen, Rückzug, Zurückweisung und Abwehr der Umwelt, Schlaflosigkeit, Nahrungsverweigerung, verlangsamte Bewegungen und Reaktionen auf Umweltreize bis hin zum Stupor, körperlichen Verfall bis zum Tod, als die direkten Auswirkungen einer fehlenden altersgerechten Stimulation durch eine Bezugsperson. Man weiß heute auch, daß eine mangelnde Stimulation durch Außenreize in einer sensiblen postnatalen Entwicklungsphase zu einer Fehlverschaltung bzw. gar zu einem völligen Funktionsverlust eines an sich primär regelrecht angelegten Neuronensystems führen kann (*O'Kusky 1985, Meisami und Firoozi 1985*).

Unter 22 eineiigen Zwillingpaaren mit 34 psychotischen Zwillingen fand sich in unserer Untersuchungsreihe kein Zwilling mit einer systematischen Schizophrenie, während das bei 6 von 30 psychotischen zweieiigen Zwillingen der Fall war. Dieser Befund ist statistisch hoch signifikant. *Leonhard* hat keine systematische Zwillingserhebung durchgeführt, so daß er systematisch schizophrene eineiige Zwillinge auch übersehen haben könnte. Bisher konnten wir aber, trotz systematischer Rekrutierung der Zwillingsprobanden, *Leonhards* Befunde nicht widerlegen.

Wir konnten in unserem Kollektiv auch nur ein Zwillingspaar mit kataphasischen Index-Zwillingen, einer klinischen Unterform der unsystematischen Schizophrenien finden. *Leonhard* macht in seinen Publikationen keine Angaben über Zwillingsbefunde bei der Kataphasie. Bei der Durchsicht seiner Katamnesen fanden sich 2 eineiige konkordante Paare, ein diskordantes Paar mit unsicherer Eiigkeit und 2 diskordante zweieiige Paare mit an Kataphasie erkrankten Zwillingen. Im Verhältnis zu seiner Gesamtzahl von 116 psychotischen Zwillingen ist der Anteil an Zwillingen mit einer Kataphasie (6%) auch bei *Leonhard* also relativ klein. Auch dieser

Befund ist überraschend. Die besondere Paarsituation der eineiigen Zwillinge kann die Ursache nicht sein, da der Befund ja auch bei den zweieiigen Zwillingen zu finden war. Andere Gründe, die mit der Zwillingsgeburt an sich zusammenhängen, könnten hier eine wichtige Rolle spielen. Sie werden weiter unten diskutiert (7.7.).

7.6
Der Einfluß von Schwangerschafts- und Geburtskomplikationen

Der Stellenwert von Schwangerschafts- und Geburtskomplikationen in der Entstehung schizophrener Psychosen wird sehr kontrovers diskutiert (*McNeil 1987, Goodman 1988, Stöber et al. 1993a*). In den letzten Jahren wurde insbesondere untersucht, ob es bei Schizophrenen Korrelationen zwischen Schwangerschafts-/Geburtskomplikationen und Ventrikelanomalien und/oder genetischem Krankheitsrisiko gibt. Eine Reihe von Autoren fanden eine positive Korrelation zwischen Schwangerschafts-/Geburtskomplikationen und Ventrikelerweiterungen bei Schizophrenen (*Pearlson et al. 1985, Turner et al. 1986, Lewis et al. 1987a, Owen et al. 1988, Cannon et al. 1993*), andere fanden keinen Zusammenhang (*Reveley et al. 1984, Oxenstierna et al. 1984, Nimgaonkar et al. 1988, Nasrallah et al. 1991*), wieder andere berichteten von einer negativen Korrelation (*Kaiya et al. 1989*). Ähnlich widersprüchlich waren die Ergebnisse der Studien, die den Zusammenhang von Schwangerschafts-/Geburtskomplikationen und dem genetischen Erkrankungsrisiko untersuchten. Hier gibt es einerseits Studien, die eine erhöhte Rate von Schwangerschafts-/Geburtskomplikationen bei sporadischen gegenüber familiären Schizophrenien fanden (*Wilcox und Nasrallah 1987, Schwarzkopf et al. 1989, O'Callaghan et al. 1990b, Stöber et al. 1993b*), während andere wieder keine Unterschiede fanden (*Pearlson et al. 1985, Nimgaonkar et al. 1988, Reddy et al. 1990*) oder umgekehrt über eine Korrelation zwischen hohem genetischen Risiko und Schwangerschafts-/Geburtskomplikationen berichteten (*Cannon et al. 1993*).
Einigkeit herrscht darüber, daß Subgruppen schizophrener Patienten Ventrikelanomalien aufweisen (*Johnstone et al. 1976, Owens et al. 1985*), die bereits zu Beginn der Krankheit bestehen, also keine Krankheits- oder Behandlungsfolgen darstellen (*Weinberger 1987, Breslin und Weinberger 1991, Cannon 1991*), und daß Ventrikelanomalien die häufigste Folge von perinatalen Traumen sind (*Kulakowski und Larroche 1979, Bergström et al. 1984*). Dies bestätigen mehrere neuroradiologische Zwillingsstudien, die fanden, daß bei eineiigen für Schizophrenie diskordanten Paaren die schizophrenen Zwillinge signifikant weitere Ventrikel aufwiesen als ihre gesunden Ko-Zwillinge (*Reveley et al. 1982, 1984, Suddath et al. 1990*).

Wir haben in der vorliegenden Zwillingsstudie eine detaillierte Geburtsanamnese erhoben und verglichen bei den diskordanten Paaren jeweils den kranken mit dem gesunden Partner, bei den konkordanten Paaren jeweils den schwerer kranken mit dem leichter kranken Partner. Dies führten wir bei eineiigen und zweieiigen Paaren getrennt durch. Die Ergebnisse weisen darauf hin, daß die widersprüchliche Literatur zum Einfluß von Schwangerschafts-/Geburtskomplikationen wahrscheinlich auf die diagnostische Heterogenität der untersuchten Patientenkollektive zurückgeht. Beim Geburtsgewicht und der Reihenfolge bei der Geburt fanden wir keine signifikanten Unterschiede in den diagnostischen Untergruppen zwischen gesund/krank und schwerer krank/leichter krank. Damit stimmen unsere Ergebnisse zum Geburtsgewicht und zur Geburtsreihenfolge mit denen anderer systematischer Zwillingsstudien überein, die ebenfalls keine signifikanten Unterschiede gefunden hatten (*Gottesman und Shields 1976, Reveley et al 1984, Lewis et al. 1987a, Onstad et al. 1992*).

Die kranken oder schwerer kranken Probanden hatten jedoch in einigen diagnostischen Untergruppen signifikant mehr und schwerere Geburtskomplikationen als ihre gesunden oder leichter kranken Partner. Bei den eineiigen Paaren war das im Gesamtkollektiv und in den Untergruppen „Andere Diagnosen des schizophrenen Spektrums" (*DSM-III-R/ICD 10*) und „Zykloide Psychosen" nach *Leonhard* der Fall. Da die meisten eineiigen Probanden mit zykloider Psychose in der Kategorie „Andere Diagnosen des schizophrenen Spektrums" zu finden sind, geht der signifikante Befund in dieser Untergruppe (und auch in der Gesamtgruppe des schizophrenen Spektrums) auf die überwiegend diskordanten zykloiden Psychosen zurück. *Franzek et al.* (1996) berichteten auch, daß Patienten mit zykloider Psychose signifikant häufiger als Patienten mit anderen Psychosen neuroradiologische Hinweise für eine frühkindliche Hirnschädigung aufwiesen. Schwangerschafts-/Geburtskomplikationen scheinen bei den zykloiden Psychosen somit eine bedeutende ätiologische Rolle zu spielen. Als wichtiger Befund ist weiter anzusehen, daß die durchschnittliche Gesamtzahl und Schwere der Komplikationen bei den eineiigen Probanden mit zykloider Psychose nicht größer war als bei den Probanden mit anderen Diagnosen und sich signifikante Unterschiede nur im Intrapaar-Vergleich mit den jeweiligen Ko-Zwillingen ergaben.

Bei den zweieiigen Paaren hatten nur in der diagnostischen Untergruppe „Schizophrenie" nach *DSM-III-R/ICD 10* die kranken (schwerer kranken) Probanden statistisch signifikant mehr und schwerere Geburtskomplikationen als ihre Ko-Zwillinge. Die genaue Datenanalyse zeigt, daß dieser Befund in erster Linie durch die ausschließlich zweieiigen systematischen Schizophrenien zustande kommt: Die systematischen Schizophrenien waren alle zweieiig und erfüllten alle die *DSM-III-R/ICD 10* Kriterien für Schizophrenie (7.2.). Die 6 systematisch Schizophrenen hatten insgesamt durchschnittlich dreimal mehr und durchschnittlich dreifach schwerere Komplikationen als ihre gesunden Partner. Bei den zweieiigen unsystematischen Schizophrenien traten dagegen keine Intrapaar-Unterschiede auf. Die *DSM-III-R/ ICD 10* Gruppe „Schizophrenie" der zweieiigen Zwillinge besteht nur aus unsystematischen und systematischen Schizophrenien. Damit werden die Befunde von *Stöber et al.* (1993ab) bestärkt, daß bei den systematischen Schizophrenien nach Leonhard Schwangerschafts-/Geburtskomplikationen eine wichtige ätiologische Rolle spielen.

7.7
Die Rolle pränataler Entwicklungsstörungen

Sowohl Zwillingsstudien (*Morison 1949, Price 1950, Sydow und Rinne 1958, Rausen et al. 1965, Bulmer 1970, Campion und Tucker 1973*) als auch die Literatur über zerebrale Lähmungen (*Kuban und Leviton 1994*) weisen darauf hin, daß Geburtskomplikationen nur ein Bindeglied eines Kontinuums von möglichen Schädigungen darstellen, die im gesamten Verlauf der Schwangerschaft, der Geburt und der frühen Nachgeburtsperiode auftreten können. Häufig sind Geburtskomplikationen nur die Folge und somit Epiphänomene von Schwangerschaftskomplikationen (*Nelson und Ellenberg 1986*).
In einer Post-mortem Studie beschrieben erstmals *Jakob und Beckmann* (1984, 1986) zytoarchitektonische Veränderungen in der Regio entorhinalis des Gyrus parahippocampalis in Gehirnen von schizophrenen Patienten und interpretierten den Befund als eine Störung der Neuronenmigration im heranreifenden Gehirn des Foeten. Mehrere Arbeitsgruppen haben den Befund inzwischen repliziert (*Falkai et al. 1988, Arnold et al. 1991*) und auch in anderen Hirnregionen nachweisen können (*Akbarian et al. 1993*). Die normale Wanderung der Neurone von der ventrikulären Zone zu den vorbestimmten Positionen im Zentralnervensystem findet fast ausschließlich im zweiten Schwangerschaftstrimenon statt. Indirekte Hinweise, daß eine Reifungsstörung des Gehirns im zweiten Schwangerschaftstrimenon mit der Entwicklung schizophrener Psychosen zusammenhängen könnte, kommen auch von Zwillingsuntersuchungen. Bei eineiigen für Schizophrenie diskordanten Zwillingen fand man bei den kranken Zwillingen signifikant mehr feine Fehlentwicklungen der Hände, die auf eine Migrationsstörung ektodermaler Zellen der oberen Gliedmaßen zurückgeführt wurden (*Bracha et al. 1991, 1992*). Nervenzellen und Hautzellen entstammen demselben Keimblatt (Ektoderm) und auch die Wanderung von Zellen, die die Haut der Hände formen, findet im zweiten Schwangerschaftstrimenon statt. Das könnte bedeuten, daß bei schizophrenen Psychosen die Störung der Hirnreifung während des zweiten Schwangerschaftstrimenons primär ist und erst sekundär häufig auch noch weitere perinatale Komplikationen nach sich zieht.
Epidemiologische Untersuchungen sprechen dafür, daß die Hirnreifungsstörungen auch durch schädliche Umwelteinflüsse bewirkt werden könnten. Man fand, daß sich die Geburtenraten schizophrener Patienten immer dann häuften, wenn deren Mütter während des zweiten Schwangerschaftstrimenons Epidemien von Infektionskrankheiten (zumeist Virusepidemien) ausgesetzt waren (*Mednick et al. 1988, Torrey et al. 1988, O'Callaghan et al. 1991a, Barr et al. 1992, Franzek und Beckmann 1992c, Sham et al. 1992, Adams et al. 1993*). In dieselbe Richtung weist auch der immer wieder replizierte Geburtenüberschuß schizophrener Patienten in Winter- und Frühjahrsmonaten (*Bradbury und Miller 1985*). Besonders Viruserkrankungen treten gehäuft in der kalten Jahreszeit auf und könnten, wenn die Mutter erkrankt ist, direkt oder indirekt auch den Foeten schädigen (*Torrey et al. 1988*). Einige Studien haben die Geburtensaisonalität Schizophrener in Abhängigkeit von der familiären Belastung mit Psychosen untersucht und festgestellt, daß der Geburtenüberschuß

nur bei Schizophrenen ohne familiäre Belastung zu finden war (*Kinney und Jakobsen 1978, Zipursky und Schulz 1987, D'Amato et al. 1991, O'Callaghan et al. 1991b*). *Franzek und Beckmann* (1992c, 1996) wendeten in einer Studie zur Geburtensaisonalität bei Schizophrenen auch die *Leonhard Klassifikation* an. Sie fanden jetzt, daß der Geburtenüberschuß in einem repräsentativen Krankengut ausschließlich von Patienten mit zykloider Psychose und systematischer Schizophrenie (jeweils geringe genetische Belastung) bewirkt wurde, während Patienten mit unsystematischer Schizophrenie (hohe genetische Belastung) sogar ein leichtes Geburtendefizit in den entsprechenden Monaten aufwiesen. Bei der Kataphasie (einer klinischen Unterform unsystematischer Schizophrenien) war das Geburtendefizit sogar statistisch signifikant. Möglicherweise bedeutet dies, daß nur bei den Psychosen mit einer geringen oder fehlenden genetischen Belastung schädliche Umwelteinflüsse ätiologisch wesentlich sind, während bei den Psychosen mit einer hohen genetischen Belastung exogene Noxen nur eine untergeordnete ätiologische Rolle spielen. Es ist auch plausibel, daß bei dem Vorliegen einer genetischen Disposition zur Krankheit das Hinzutreten von exogenen Noxen die Krankheitsmanifestation erhöhen kann (*Cannon et al. 1993*). *Stöber et al.* (1993) berichteten, daß bei den genetisch hoch belasteten unsystematischen Schizophrenien Geburtskomplikationen zu einem früheren Krankheitsbeginn führten. Bei einer Studie zur Geburtensaisonalität wäre demnach eher zu erwarten gewesen, daß gerade die unsystematischen Schizophrenien bei einem Zusammentreffen von genetischer Disposition und prädisponierenden Umweltnoxen einen ausgeprägten Geburtenüberschuß haben sollten. Wie läßt sich der gegenteilige Befund, das Geburtendefizit, erklären?

Aus Tierexperimenten und neuropathologischen Befunden weiß man, daß die Neuronenmigration sowohl durch exogene Noxen als auch durch genetische Defekte gestört werden kann (*Rakic 1988*). *Beckmann und Jakob* (1991) berichteten, daß die Störung der Neuronenmigration wahrscheinlich ein allgemeiner Vulnerabilitätsfaktor für „funktionelle Psychosen" ist und auch bei Psychosen mit starker genetischer Belastung zu finden ist. Daraus leiteten *Beckmann und Franzek* (1992) die Hypothese ab, daß eine exogene Noxe in einer kritischen Zeit der Hirnreifung, die bereits durch einen genetischen Defekt geschädigt ist, als Letalitätsfaktor zum Abort, zur Totgeburt oder zum frühen Tod in der Kindheit führen kann. Individuen mit der genetischen Disposition zu einer Kataphasie könnten hierbei besonders gefährdet sein. Möglicherweise erklärt sich daraus das seltene Vorkommen dieser Psychosen in unserem Zwillingskollektiv. Eine Zwillingsschwangerschaft und Zwillingsgeburt an sich wird ja bereits als Komplikation angesehen (siehe Tabelle 10). In der Literatur gibt es eine Reihe von Untersuchungen, die von einer erhöhten Rate an Aborten und Totgeburten, sowie einer erhöhten Rate an Säuglings- und Kindersterblichkeit bei den Nachkommen schizophrener Eltern berichten (*Kallmann 1938, Sobel 1961, Videbech et al. 1974, Rieder et al. 1975, McSweeny et al. 1978, Modrewsky 1980*). Auch Studien von *Torrey et al.* (1993b, 1996) stützen diese Hypothese. Die Autoren berichteten einmal über einen signifikanten Geburtenüberschuß Schizophrener in Wintermonaten bei einem gleichzeitigen signifikanten Überschuß an Totgeburten in diesem Zeitraum sowie über einen Überschuß an Totgeburten für jeden Monat von Januar bis Juni und einem signifikanten Zusammenhang der Totgeburten mit dem Auftreten paranoider Schizophrenien.

Zusammengefaßt ergeben sich aus allen bisherigen Überlegungen folgende Schlußfolgerungen: **Die Psychosen des schizophrenen Spektrums stellen kein Krankheitskontinuum dar.** Nach *Leonhard* können Psychosen mit einer nur geringen erblichen Belastung (zykloide Psychosen und systematische Schizophrenien) und solche mit einer hohen erblichen Belastung (unsystematische Schizophrenien) unterschieden werden. Schwangerschafts-/Geburtskomplikationen scheinen bei den zykloiden Psychosen und systematischen Schizophrenien eine große ätiologische Bedeutung zu haben. Die Geburtskomplikationen stellen dabei wahrscheinlich nur Epiphänomene von vorausgegangenen Schwangerschaftskomplikationen dar. Das zweite Schwangerschaftstrimenon ist eine besonders kritische Phase der pränatalen Hirnreifung. Exogene, umweltbedingte Noxen wie Infektionskrankheiten, aber auch intrauterine Mangelversorgung und Hypoxie (z.B. das „Zwillings-Transfusions-Syndrom") können diese Reifungsphase in unterschiedlichen Stadien offenbar so stören, daß sie dazu beitragen die betroffenen Individuen zu prädestinieren, später eine zykloide Psychose oder eine systematische Schizophrenie zu entwickeln. Bei den genetisch hoch belasteten unsystematischen Schizophrenien können Schwangerschaft- und Geburtskomplikationen wahrscheinlich nicht nur eine frühere Krankheitsmanifestation, sondern häufig auch Abort, Totgeburt, oder erhöhte Säuglings- und Kindersterblichkeit bewirken. Dies kommt vielleicht dadurch zustande, daß eine durch den genetischen Defekt programmierte Hirnreifungsstörung bei zusätzlichen exogenen Noxen mit dem Leben oft nicht mehr vereinbar ist. Individuen mit der genetischen Disposition zur Kataphasie sind womöglich besonders gefährdet.

8 Zusammenfassung

In einer systematischen Zwillingsstudie im Bezirk Unterfranken wurde die Frage untersucht, ob das Spektrum schizophrener und schizophrenieähnlicher Psychosen ein Krankheitskontinuum darstellt oder ob es verschiedene nosologische Entitäten umfaßt.
Die Zwillingserhebung war eingeschränkt repräsentativ, d.h. alle Zwillinge, die in einer psychiatrischen Klinik stationär behandelt worden waren, wurden primär erfaßt. Eine uneingeschränkt repräsentative Zwillingserhebung war nicht möglich, da in Deutschland keine Zwillingsregister und keine Psychosenregister geführt werden. 77 Index-Zwillinge aus 66 gleichgeschlechtlichen Paaren litten laut Krankenblatt an Psychosen, die zu den Erkrankungen des schizophrenen Spektrums zählen. Von den 66 Paaren war in 6 Fällen ein Partner zum Zeitpunkt der Untersuchung bereits verstorben, von 8 Paaren verweigerte ein Partner die Mitarbeit und in 5 Paaren wurde durch die persönliche Untersuchung der Index-Zwillinge die Diagnose einer Psychose aus dem schizophrenen Spektrum nicht bestätigt. Zur Auswertung kamen daher 47 gleichgeschlechtliche Paare (22 weibliche und 25 männliche Paare).
Die Eiigkeit der Paare wurde mit molekulargenetischer Methodik unter der Anwendung von hochpolymorphen Mikrosatelliten bestimmt. Gleichzeitig wurde eine Fragebogenmethode angewendet. In 43 Paaren konnten von beiden Zwillingspartnern Blutproben zur Eiigkeitsbestimmung gewonnen werden. Das Ergebnis der Fragebogenmethode stimmte in diesen 43 Paaren in 42 Fällen (98%) mit der molekulargenetischen Untersuchung überein. Bei 4 Paaren beruhte die Eiigkeitsdiagnose allein auf der Fragebogenmethode und dem Ähnlichkeitsvergleich. 22 Paare waren eineiig, 25 Paare waren zweieiig.
Die psychiatrische Diagnostik wurde von zwei erfahrenen psychiatrischen Fachärzten durchgeführt. Ein Untersucher diagnostizierte immer den Index-Zwilling ohne Kenntisse vom Ko-Zwilling zu haben. Der Ko-Zwilling wurde vom zweiten Untersucher diagnostiziert. Beide Untersucher waren zum Zeitpunkt der Diagnosestellung blind für die Eiigkeit eines Paares. Die Diagnostik beruhte auf den operationalisierten Klassifikationssystemen des *DSM-III-R* und der *ICD 10* sowie der *Nosologie Leonhards*. Von allen Probanden wurde ausführlich die weitere Familienanamese erhoben. Wenn andere lebende Familienmitglieder psychisch krank waren, wurden sie persönlich untersucht. Von allen kranken Familienmitgliedern wurden vorhandene Krankenunterlagen eingeholt.
Bei allen Probanden wurde eine ausführliche retrospektive Geburtsanamnese erhoben. Nur bei 3 Paaren konnten hier keine vollständigen Angaben erhalten werden.

Weiterhin wurde die präpsychotische Rollenverteilung im Paar (dominant/untergeordnet) und die Händigkeit bestimmt.

Direkte Rückschlüsse von den Diagnosen der operationalisierten Klassifikationssysteme auf Diagnosen innerhalb der *Leonhard Klassifikation* sind nur sehr eingeschränkt möglich. Ohne zusätzliche kasuistische Angaben oder persönliche Untersuchung erlauben lediglich die Diagnosen „schizophreniforme Störung" (*DSM-III-R*) und „akut vorübergehende psychotische Störung" (*ICD 10*) mit einer gewissen Sicherheit die Annahme einer zykloiden Psychose im Sinne *Leonhards*. Die *DSM-III-R/ICD 10* Kategorie „Schizophrenie" umfaßt dagegen zykloide Psychosen, unsystematische und systematische Schizophrenien. Als ebenfalls sehr inhomogen im Sinne der *Leonhard Klassifikation* erwies sich die Diagnose „schizoaffektive Störung". Hier fanden sich annähernd gleich häufig zykloide Psychosen und unsystematische Schizophrenien.

Im Vergleich von demographischen Daten der Probanden nach der diagnostischen Differenzierung fanden sich präpsychotische Auffälligkeiten im Sinne einer mangelhaften sozialen Integration in erster Linie bei periodisch katatonen und systematisch schizophrenen Probanden. Einen ungünstigen Langzeitverlauf im Sinne der sozialen Integration nahmen alle systematischen Schizophrenien und auch alle periodischen Katatonien. Probanden mit affektvoller Paraphrenie lebten bei der Nachuntersuchung noch recht häufig (36%) sozial gut integriert. Bei Probanden mit einer zykloiden Psychose war dies mit 67% noch häufiger der Fall.

Bei den unsystematischen Schizophrenien fanden sich überwiegend konkordante Paare. Häufig fanden sich in den Familien noch weitere kranke Angehörige 1. und 2. Grades mit Psychosen des schizophrenen Spektrums oder es waren Suicide ohne vorhergehende psychiatrische Diagnose aufgetreten. Paare mit zykloid psychotischen Index-Zwillingen waren dagegen überwiegend diskordant (eineiige und zweieiige Paare) und 6,6% der Angehörigen 1. Grades litten an affektiven Psychosen. Nach der Galtonschen Regel sind die unsystematischen Schizophrenien ganz überwiegend genetisch determiniert. Bei den zykloiden Psychosen spielt die genetische Disposition dagegen kaum eine ursächliche Rolle. Die weitere familiäre Belastung mit ausschließlich affektiven Psychosen weist bei den zykloiden Psychosen darauf hin, daß sie den rein affektiven Psychosen weit näher stehen als den Schizophrenien. Der genauere Zusammenhang ist noch unklar. Gegen die Annahme die zykloiden Psychosen seien lediglich eine Variante der manisch-depressiven Krankheit, sprechen Zwillings- und Familienuntersuchungen (*Bertelsen et al. 1977*), die zeigen, daß die manisch-depressive Krankheit, ganz im Gegensatz zu den zykloiden Psychosen, eine sehr hohe genetische Belastung aufweist.

Bei den systematischen Schizophrenien fehlten eineiige Zwillinge, während sie bei den zweieiigen Zwillingen mit der statistisch zu erwartenden Häufigkeit auftraten. Die Beurteilung dieses merkwürdigen Befundes ist schwierig und eine große Herausforderung für weitere Forschungen. *Leonhards* Hypothese, daß eine enge zwischenmenschliche Beziehung, wie sie oft bei eineiigen Zwillingen besteht, diese schweren Krankheiten verhindern kann, ist gewagt aber nicht ohne Plausibilität und deshalb dringend zu überprüfen. Die Hypothese, daß eine mangelnde Ausbildung von Ichgrenzen „confusion of ego identity" zu schizophrenen Psychosen prädestiniert, darf dagegen, zumindest bei den systematischen Schizophrenien, als widerlegt angesehen werden.

Geburtskomplikationen spielen bei den zykloiden Psychosen und auch bei den systematischen Schizophrenien eine wichtige ätiologische Rolle. Die Geburtskomplikationen sind dabei wahrscheinlich nur Epiphänomene vorausgegangener Schwangerschaftskomplikationen. Offensichtlich kann eine Umweltnoxe in bestimmten Abschnitten der besonders kritischen Hirnreifungsphase des zweiten Schwangerschaftstrimenon mit dazu beitragen, ein Individuum zu prädestinieren, später eine zykloide Psychose oder systematische Schizophrenie zu entwickeln. Bei den unsystematischen Schizophrenien tragen Geburtskomplikationen nicht viel zur Genese der Krankheit bei. Sie können aber offenbar einen früheren und/oder schwereren Krankheitsverlauf bewirken und sind vielleicht für die in der Literatur berichtete erhöhte Rate an Aborten, an Totgeburten und an der erhöhten Säuglings-/Kindersterblichkeit bei Nachkommen Schizophrener verantwortlich. Besonders gefährdet scheinen hier Individuen mit der genetischen Disposition zur Kataphasie zu sein. Generell könnten Individuen mit der genetischen Disposition zu einer unsystematischen Schizophrenie bei zusätzlichen ungünstigen intrauterinen Bedingungen, was bei Zwillingsschwangerschaften häufig ist, prä- und/oder perinatal besonders vital gefährdet sein.

9 Schlußfolgerung

Das Spektrum von Psychosen mit schizophrener und schizophrenieähnlicher Symptomatik ist kein Krankheitskontinuum.
Es können im Wesentlichen drei große Untergruppen abgegrenzt werden: zykloide Psychosen, unsystematische und systematische Schizophrenien. In jeder dieser Untergruppen spielen genetische, somatische und psychosoziale Faktoren eine völlig unterschiedliche ätiologische Rolle. Bei der Suche nach gemeinsamen Ursachen von Erkrankungen des schizophrenen Spektrums sind deshalb widersprüchliche Ergebnisse vorprogrammiert. Nur durch eine klinisch-psychopathologische Differenzierung der einzelnen Krankheitsbilder und ihre getrennte und gezielte wissenschaftliche Untersuchung, sind neue Erkenntnisse in der Erforschung „schizophrener" Psychosen zu erwarten.

10 Anhang mit Übersichtstabellen

Tabelle A1. Eiigkeitsdiagnosen der 47 gleichgeschlechtlichen Paare (es bedeuten: 1 = molekulargenetische Eiigkeitsdiagnose; 2 = Fragebogenmethode nach *Torgersen* 1979)

Paar Nr.	Eiigkeit	Wahrscheinlichkeit	Methode
W - 1	eineiig	99,97%	1 + 2
M - 2	eineiig	97%	2
M - 3	zweieiig	100%	1 + 2
W - 4	zweieiig	100%	1 + 2
M - 5	zweieiig	100%	1 + 2
M - 6	zweieiig	100%	1 + 2
M - 7	eineiig	99,99%	1 + 2
M - 8	eineiig	99,99%	1 + 2
W - 9	eineiig	99,99%	1 + 2
W - 10	zweieiig	100%	1 + 2
M - 11	eineiig	99,97%	1 + 2
M - 12	zweieiig	97%	2
M - 13	zweieiig	100%	1 + 2
M - 14	eineiig	99,99%	1 + 2
M - 15	eineiig	99,99%	1 + 2
M - 16	eineiig	99,99%	1 + 2
W - 17	eineiig	99,99%	1 + 2
M - 18	zweieiig	100%	1 + 2
M - 19	eineiig	97%	2
W - 20	zweieiig	100%	1 + 2
W - 21	zweieiig	100%	1 + 2
W - 22	zweieiig	100%	1 + 2
W - 23	zweieiig	100%	1 + 2
W - 24	zweieiig	100%	1 + 2
M - 25	eineiig	99,99%	1 + 2
W - 26	zweieiig	100%	1 + 2
W - 27	eineiig	99,99%	1 + 2
M - 28	eineiig	99,99%	1 + 2
W - 29	eineiig	99,99%	1 + 2
M - 30	zweieiig	100%	1 + 2
W - 31	eineiig	99,99%	1 + 2
W - 32	eineiig	99,99%	1 + 2
W - 33	zweieiig	97%	2
M - 34	zweieiig	100%	1 + 2
W - 35	eineiig	99,97%	1 + 2
W - 36	eineiig	99,97%	1 + 2

Tabelle A1. (Fortsetzung)

Paar Nr.	Eiigkeit	Wahrscheinlichkeit	Methode
M - 37	eineiig	99,99%	1 + 2
W - 38	eineiig	99,97%	1 + 2
M - 39	zweieiig	100%	1 + 2
M - 40	zweieiig	100%	1 + 2
M - 41	zweieiig	100%	1 + 2
M - 42	eineiig	99,99%	1 + 2
W - 43	zweieiig	100%	1 + 2
W - 44	zweieiig	100%	1 + 2
W - 45	zweieiig	100%	1 + 2
M - 46	zweieiig	100%	1 + 2
M - 47	zweieiig	100%	1 + 2

Tabelle A2. Diagnosen der eineiigen Probanden in den operationalisierten Klassifikationen (*DSM-III-R/ICD 10*)

Paar Nr.	Index/Ko	DSM-III-R	ICD 10
W 1-1	Index	Wahnhafte Störung	Wahnhafte Störung
W 1-2	Index	Wahnhafte Störung	Wahnhafte Störung
M 2-1	Index	Schizoaffektive St.	Akut vor.psychot.St.
M 2-2	Index	Schizoaffektive St.	Akut vor.psychot.St.
M 7-1	Ko	Gesund	Gesund
M 7-2	Index	Schizophreniforme St.	Akut vor.psychot.St.
M 8-1	Index	Schizophrenie	Schizophrenie
M 8-2	Index	Schizophrenie	Schizophrenie
W 9-1	Index	Schizophrenie	Schizophrenie
W 9-2	Index	Schizophrenie	Schizophrenie
M 11-1	Ko	Gesund	Gesund
M 11-2	Index	Schizophreniforme St.	Akut vor.psychot.St.
M 14-1	Index	Schizoaffektive St.	Schizoaffektive St.
M 14-2	Ko	Gesund	Gesund
M 15-1	Index	Schizophrenie	Schizophrenie
M 15-2	Index	Schizophrenie	Schizophrenie
M 16-1	Ko	Gesund	Gesund
M 16-2	Index	Schizoaffektive St.	Schizoaffektive St.
W 17-1	Ko	Gesund	Gesund
W 17-2	Index	Atypische Psychose	N.näh.bez.nichtor.P.
M 19-1	Ko	Schizotype Pers.	Schizotype Pers.
M 19-2	Index	Schizoaffektive St.	Schizoaffektive St.
M 25-1	Index	Schizophrenie	Schizophrenie
M 25-2	Ko	Chronische Insomnie	Insomnie
W 27-1	Index	Schizophrenie	Schizophrenie
W 27-2	Ko	Schizophreniforme St.	Akut vor.psychot.St.
W 28-1	Ko	Gesund	Gesund
W 28-2	Index	Schizophreniforme St.	Akut vor.psychot.St.
W 29-1	Index	Schizophrenie	Schizophrenie
W 29-2	Index	Schizophrenie	Schizophrenie

Tabelle A2. (Fortsetzung)

Paar Nr.	Index/Ko	DSM-III-R	ICD 10
W 31-1	Ko	Gesund	Gesund
W 31-2	Index	Schizoaffektive St.	Schizoaffektive St.
W 32-1	Ko	Schizophrenie	Schizophrenie
W 32-2	Index	Schizophrenie	Schizophrenie
W 35-1	Index	Schizophreniforme St.	Akut vor.psychot.St.
W 35-2	Ko	Gesund	Gesund
W 36-1	Index	Schizoaffektive St.	Schizoaffektive St.
W 36-2	Index	Schizoaffektive St.	Schizoaffektive St.
M 37-1	Ko	Persönlichk. St. NNB	Persönlichk. St. NNB
M 37-2	Index	Schizophrenie	Schizophrenie
W 38-1	Index	Atypische Psychose	An.nichtorg.Psychose
W 38-2	Index	Schizoaffektive St.	Schizoaffektive St.
M 42-1	Index	Schizophrenie	Schizophrenie
M 42-2	Index	Schizophrenie	Schizophrenie

Tabelle A3. Diagnosen der zweieiigen Probanden in den operationalisierten Klassifikationen (*DSM-III-R/ICD 10*)

Paar Nr.	Index/Ko	DSM-III-R	ICD 10
M 3-1	Ko	Gesund	Gesund
M 3-2	Index	Schizophrenie	Schizophrenie
W 4-1	Index	Wahnhafte Störung	Wahnhafte Störung
W 4-2	Ko	Gesund	Gesund
M 5-1	Index	Schizophrenie	Schizophrenie
M 5-2	Ko	Gesund	Gesund
M 6-1	Ko	Selbstunsichere Pers.	Ängstl.vermeid.Pers.
M 6-2	Index	Schizophrenie	Schizophrenie
W 10-1	Index	Wahnhafte Störung	Wahnhafte Störung
W 10-2	Ko	Borderline St.	Emot.instab. Pers.
M 12-1	Index	Schizophrenie	Schizophrenie
M 12-2	Ko	Schizophrenie	Schizophrenie
M 13-1	Index	Schizophrenie	Schizophrenie
M 13-2	Ko	Gesund	Gesund
M 18-1	Ko	Gesund	Gesund
M 18-2	Index	Schizophreniforme St.	Akut vor.psychot.St.
W 20-1	Ko	Gesund	Gesund
W 20-2	Index	Schizophrenie	Schizophrenie
W 21-1	Index	Schizoaffektive St.	Schizoaffektive St.
W 21-2	Index	Schizoaffektive St.	Schizoaffektive St.
W 22-1	Ko	Gesund	Gesund
W 22-2	Index	Atypische Psychose	N.näh.bez.n.org.P.
W 23-1	Index	Schizoaffektive St.	Schizoaffektive St.
W 23-2	Ko	Gesund	Gesund
W 24-1	Ko	Gesund	Gesund
W 24-2	Index	Schizoaffektive St.	Schizoaffektive St.
W 26-1/2	Ko	Gesund	Gesund
W 26-3	Index	Atypische Psychose	Akut vor.psychot.St.
M 30-1	Ko	Gesund	Gesund
M 30-2	Index	Schizophrenie	Schizophrenie

Tabelle A3. (Fortsetzung)

Paar Nr.	Index/Ko	DSM-III-R	ICD 10
M 33-1	Ko	Gesund	Gesund
M 33-2	Index	Schizophrenie	Schizophrenie
M 34-1	Index	Schizophrenie	Schizophrenie
M 34-2	Ko	Gesund	Gesund
M 39-1	Index	Schizophrenie	Schizophrenie
M 39-2	Ko	Gesund	Gesund
M 40-1	Index	Schizoaffektive St.	Schizoaffektive St.
M 40-2	Index	Schizoaffektive St.	Schizoaffektive St.
M 41-1	Index	Schizophrenie	Schizophrenie
M 41-2	Ko	Schizophreniforme St.	Akut vor. psychot. St.
W 43-1	Ko	Schizophrenie	Schizophrenie
W 43-2	Index	Schizophrenie	Schizophrenie
W 44-1	Index	Schizoaffektive St.	Schizoaffektive St.
W 44-2	Ko	Gesund	Gesund
W 45-1	Ko	Gesund	Gesund
W 45-2	Index	Wahnhafte Störung	Wahnhafte Störung
M 46-1	Ko	Gesund	Gesund
M 46-2	Index	Schizoaffektive St.	Schizoaffektive St.
M 47-1	Ko	Gesund	Gesund
M 47-2	Index	Schizophreniforme St.	akut vor. psychot. St.

Tabelle A4. Die Diagnosen der eineiigen Probanden bei Anwendung der *Leonhard Klassifikation.*

Paar Nr.	Index/Ko	Leonhard Diagnose
W 1-1	Index	Affektvolle Paraphrenie
W 1-2	Index	Affektvolle Paraphrenie
M 2-1	Index	Motilitätspsychose
M 2-2	Index	Motilitätspsychose
M 7-1	Ko	Gesund
M 7-2	Index	Angstpsychose
M 8-1	Index	Periodische Katatonie
M 8-2	Index	Periodische Katatonie
W 9-1	Index	Periodische Katatonie
W 9-2	Index	Periodische Katatonie
M 11-1	Ko	Gesund
M 11-2	Index	Angst-Glücks-Psychose
M 14-1	Index	Verwirrtheitspsychose
M 14-2	Ko	Gesund
M 15-1	Index	Periodische Katatonie
M 15-2	Index	Periodische Katatonie
M 16-1	Ko	Gesund
M 16-2	Index	Angstpsychose
W 17-1	Ko	Gesund
W 17-2	Index	Angstpsychose
M 19-1	Ko	Periodische Katatonie
M 19-2	Index	Periodische Katatonie
M 25-1	Index	Affektvolle Paraphrenie
M 25-2	Ko	Chronische Insomnie
W 27-1	Index	Motilitätspsychose
W 27-2	Ko	Motilitätspsychose
M 28-1	Ko	Gesund
M 28-2	Index	Angstpsychose
W 29-1	Index	Motilitätspsychose
W 29-2	Index	Motilitätspsychose

Tabelle A4. (Fortsetzung)

Paar Nr.	Index/Ko	*Leonhard Diagnose*
W 31-1	Ko	Gesund
W 31-2	Index	Angstpsychose
W 32-1	Ko	Periodische Katatonie
W 32-2	Index	Periodische Katatonie
W 35-1	Index	Verwirrtheitspsychose
W 35-2	Ko	Gesund
W 36-1	Index	Affektvolle Paraphrenie
W 36-2	Index	Affektvolle Paraphrenie
M 37-1	Ko	Abnorme Persönlichkeit
M 37-2	Index	Periodische Katatonie
W 38-1	Index	Affektvolle Paraphrenie
W 38-2	Index	Affektvolle Paraphrenie
M 42-1	Index	Kataphasie
M 42-2	Index	Kataphasie

Tabelle A5. Die Diagnosen der zweieiigen Probanden bei Anwendung der *Leonhard Klassifikation.*

Paar Nr.	Index/Ko	Leonhard Diagnose
M 3-1	Ko	Gesund
M 3-2	Index	Systematische Katatonie
W 4-1	Index	Affektvolle Paraphrenie
W 4-2	Ko	Gesund
M 5-1	Index	ebephrenie
M 5-2	Ko	Gesund
M 6-1	Ko	Stimmungslabil-ängstl. Pers.
M 6-2	Index	Affektvolle Paraphrenie
W 10-1	Index	Affektvolle Paraphrenie
W 10-2	Ko	Abnorme Persönlichkeit
M 12-1	Index	Periodische Katatonie
M 12-2	Ko	Periodische Katatonie
M 13-1	Index	Systematische Katatonie
M 13-2	Ko	Gesund
M 18-1	Ko	Gesund
M 18-2	Index	Angstpsychose
W 20-1	Ko	Gesund
W 20-2	Index	Hebephrenie
W 21-1	Index	Angstpsychose
W 21-2	Index	Angstpsychose
W 22-1	Ko	Gesund
W 22-2	Index	Periodische Katatonie
W 23-1	Index	Angstpsychose
W 23-2	Ko	Gesund
W 24-1	Ko	Gesund
W 24-2	Index	Angst-Glücks-Psychose
W 26-1/2	Ko	Gesund
W 26-3	Index	Verwirrtheitspsychose
M 30-1	Ko	Gesund
M 30-2	Index	Hebephrenie

Tabelle A5. (Fortsetzung)

Paar Nr.	Index/Ko	*Leonhard Diagnose*
W 33-1	Ko	Gesund
W 33-2	Index	Motilitätspsychose
M 34-1	Index	Affektvolle Paraphrenie
M 34-2	Ko	Gesund
M 39-1	Index	Systematische Paraphrenie
M 39-2	Ko	Gesund
M 40-1	Index	Verwirrtheitspsychose
M 40-2	Index	Verwirrtheitspsychose
M 41-1	Index	Affektvolle Paraphrenie
M 41-2	Ko	Affektvolle Paraphrenie (leichtes Residuum)
W 43-1	Ko	Abnorme Persönlichkeit
W 43-2	Index	Periodische Katatonie
W 44-1	Index	Angst-Glücks-Psychose
W 44-2	Ko	Gesund
W 45-1	Ko	Gesund
W 45-2	Index	Angst-Glücks-Psychose
M 46-1	Ko	Gesund
M 46-2	Index	Angst-Glücks-Psychose
M 47-1	Ko	Gesund
M 47-2	Index	Angstpsychose

Tabelle A6. Schulbildung, soziale Situation und Familienstand (bei Ersthospitalisierung und Nachuntersuchung) der eineiigen Probanden. Die kranken Probanden sind unterstrichen.

Paar Nr.	Schulbildung	Soziale Situation Ersthosp.	Nachunters.	Familienstand Ersthosp.	Nachunters.
W 1-1	Abitur	berufst.	wohnsitzlos	led.	led.
W 1-2	Abitur	berufst.	wohnsitzlos	led.	led.
M 2-1	Hauptschule	berufst.	berufst.	led.	led.
M 2-2	Hauptschule	berufst.	arbeitslos	led.	led.
M 7-1	Mittl.Reife		berufst.		verh.
M 7-2	Hauptschule	berufst.	arbeitslos	led.	led.
M 8-1	ohne Schulb.	Pflegeh.	dauerhosp.	led.	led.
M 8-2	ohne Schulb.	Pflegeh.	dauerhosp.	led.	led.
W 9-1	Sonderschule	Zuhause	dauerhosp.	led.	led.
W 9-2	Sonderschule	Zuhause	Altenheim	led.	led.
M 11-1	Abitur		Student		led.
M 11-2	Abitur	Student	Student	led.	led.
M 14-1	Hauptschule	berufst.	arbeitslos	led.	led.
M 14-2	Hauptschule		Bundeswehr		led.
M 15-1	Sonderschule	berufst.	dauerhosp.	led.	led.
M 15-2	Sonderschule	arbeitsl.	dauerhosp.	led.	led.
M 16-1	Hauptschule		berufst.		verh.
M 16-2	Hauptschule	berufst.	berufst.	led.	verh.
W 17-1	Sonderschule		Hausfrau		verh.
W 17-2	Sonderschule	berufst.	Beh.Heim	led.	led.
M 19-1	Hauptschule	berufst.	arbeitslos	led.	led.
M 19-2	Hauptschule	arbeitsl.	Reha. Heim	led.	led.
M 25-1	Hauptschule	berufst.	Frührente	led.	led.
M 25-2	Hauptschule		berufst.		verh.
W 27-1	Mittl.Reife	berufst.	Altersrente	led.	led.
W 27-2	Mittl.Reife	berufst.	Altersrente	led.	led.
M 28-1	Hauptschule		berufst.		verh.
M 28-2	Hauptschule	berufst.	berufst.	led.	led.
W 29-1	Mittl.Reife	Lehrling	Frührente	led.	led.
W 29-2	Mittl.Reife	Lehrling	Frührente	led.	led.

Tabelle A6. (Fortsetzung)

Paar Nr.	Schulbildung	Soziale Situation		Familienstand	
		Ersthosp.	Nachunters.	Ersthosp.	Nachunters.
W 31-1	Mittl.Reife		berufst.		verh.
W 31-2	Hauptschule	berufst.	Hausfrau	led.	verh.
W 32-1	Hauptschule	berufst.	dauerhosp.	led.	led.
W 32-1	Hauptschule	berufst.	dauerhosp.	led.	led.
W 35-1	Hauptschule	berufst.	Hausfrau	verh.	verh.
W 35-2	Hauptschule		Hausfrau		verh.
W 36-1	Hauptschule	Hausfrau	Hausfrau	verh.	verh.
W 36-2	Hauptschule	Schülerin	Hausfrau	led.	verh.
M 37-1	Mittl.Reife		berufst.		verh.
M 37-2	Sonderschule	Lehrling	dauerhosp.	led.	led.
W 38-1	Abitur	Studentin	arbeitslos	led.	led.
W 38-2	Mittl.Reife	berufst.	arbeitslos	led.	led.
M 42-1	Sonderschule	berufst.	Zeitrente	led.	led.
M 42-2	Sonderschule	berufst.	arbeitslos	led.	led.

Tabelle A7. Schulbildung, soziale Situation und Familienstand (bei Ersthospitalisierung und Nachuntersuchung) der zweieiigen Probanden. Die kranken Probanden sind unterstrichen.

Paar Nr.	Schulbildung	Soziale Situation Ersthosp.	Soziale Situation Nachunters.	Familienstand Ersthosp.	Familienstand Nachunters.
M 3-1	Mittl.Reife		berufst.		verh.
M 3-2	Sonderschule	arbeitsl.	dauerhosp.	led.	led.
W 4-1	Hauptschule	berufst.	berufst.	verh.	verh.
W 4-2	Hauptschule		Hausfrau		verh.
M 5-1	Mittl.Reife	arbeitsl.	arbeitsl.	led.	led.
M 5-2	Abitur		berufst.		verh.
M 6-1	Abitur		berufst.		verh.
M 6-2	Abitur	berufst.	Frührente	verh.	gesch.
W 10-1	Abitur	berufst.	arbeitsl.	led.	gesch.
W 10-2	Abitur		berufst.		verh.
M 12-1	Sonderschule	berufst.	arbeitsl.	led.	led.
M 12-2	Sonderschule	arbeitsl.	wohnsitzl.	led.	led.
M 13-1	ohne Schulb.	Zuhause	Pflegeheim	led.	led.
M 13-2	Hauptschule		berufst.		ªgesch.
M 18-1	Abitur		Student		led.
M 18-2	Mittl.Reife	Schüler	berufst.	led.	led.
W 20-1	Hauptschule		berufst.		led.
W 20-2	Hauptschule	arbeitsl.	therap.WG	led.	led.
W 21-1	Hauptschule	Hausfrau	Hausfrau	verh.	verh.
W 21-2	Hauptschule	Hausfrau	Hausfrau	verh.	verh.
W 22-1	Hauptschule		Hausfrau		ªled.
W 22-2	Hauptschule	Schülerin	arbeitsl.	led.	led.
W 23-1	Mittl.Reife	berufst.	berufst.	verh.	gesch.
W 23-2	Mittl.Reife		berufst.		ªled.
W 24-1	Sonderschule		berufst.		verh.
W 24-2	Sonderschule	Hausfrau	hospital.[b]	verh.	verh.
W 26-1/2	Hauptschule		berufst.		verh.
W 26-3	Hauptschule	berufst.	Frührente[c]	led.	led.
M 30-1	Abitur		Student		verh.
M 30-2	Abitur	Schüler	therap.WG	led.	led.

Tabelle A 7. (Fortsetzung)

Paar Nr.	Schulbildung	Soziale Situation		Familienstand	
		Ersthosp.	Nachunters.	Ersthosp.	Nachunters.
W 33-1	Hauptschule		Hausfrau		verh.
W 33-2	Hauptschule	berufst.	Frührente	led.	verw.
M 34-1	Abitur	Student	arbeitsl.	led.	led.
M 34-2	Mittl.Reife		berufst.		[a]led.
M 39-1	Abitur	arbeitsl.	arbeitsl.	led.	led.
M 39-2	Abitur		berufst.		led.
M 40-1	Hauptschule	arbeitsl.	arbeitsl.	led.	led.
M 40-2	Hauptschule	arbeitsl.	arbeitsl.	led.	verh.
M 41-1	Abitur	Lehrling	arbeitsl.	led.	led.
M 41-2	Abitur	Schüler	berufst.	led.	verh.
W 43-1	Sonderschule	berufst.	berufst.	led.	[a]led.
W 43-2	Sonderschule	berufst.	Sozialhilfe	led.	led.
W 44-1	Sonderschule	berufst.	arbeitsl.	[a]led.	led.
W 44-2	Sonderschule		berufst.		verh.
W 45-1	Hauptschule		Hausfrau		verh.
W 45-2	Hauptschule	berufst.	Frührente	led.	led.
M 46-1	Abitur		berufst.		verh.
M 46-2	Abitur	Student	Jobs	led.	[a]led.
M 47-1	Hauptschule		berufst.		verh.
M 47-2	Hauptschule	berufst.	berufst.	led.	led.

[a] lebt mit einem Partner in einer festen Beziehung
[b] versorgte bis zur Hospitalisierung den Haushalt
[c] erlitt nach der ersten psychotischen Phase einen schweren Unfall mit Polytrauma

Tabelle A8. Zusammenstellung der retrospektiv erhobenen Daten zur Geburtsanamnese der eineiigen Probanden (Zur Beurteilung von Zahl und Schweregrad der Komplikationen wurde die „Rating-Scala von *Fuchs*" aus *Parnas et al.* 1982 verwendet). Der kranke oder schwerer kranke Proband wird immer zuerst genannt.

Paar Nr.	Geburtsreihenfolge	Geburtsgewicht	Geburtskomplikationen Zahl	Schweregrad
W 1	2 — 1	3000g — 2500g	0 — 1	0 — 2
M 2[a]	2 — 1	2800g — 2800g	2 — 0	5 — 0
M 7	2 — 1	2550g — 2700g	2 — 1	5 — 1
M 8[b]	1 — 2	2500g — 2100g	2 — 3	3 — 10
M 9[b]	1 — 2	3200g — 3000g	1 — 1	4 — 4
M 11	2 — 1	2500g — 2500g	3 — 0	7 — 0
M 14	1 — 2	3000g — 3100g	1 — 0	1 — 0
M 15	2 — 1	2800g — 3000g	1 — 1	2 — 2
M 16	2 — 1	2500g — 3000g	1 — 0	2 — 0
W 17	2 — 1	2400g — 2500g	0 — 0	0 — 0
M 19	2 — 1	2100g — 2400g	1 — 2	4 — 5
M 25	1 — 2	2000g — 2300g	1 — 2	4 — 5
W 27	1 — 2	1700g — 2200g	1 — 1	4 — 4
M 28	2 — 1	2800g — 2800g	1 — 0	2 — 0
W 29	2 — 1	1800g — 1300g	1 — 1	4 — 4
W 31	2 — 1	2900g — 3000g	0 — 0	0 — 0
W 32	2 — 1	1600g — 1600g	1 — 1	4 — 4
W 35	1 — 2	2600g — 2100g	1 — 0	4 — 0
W 36	2 — 1	2600g — 2100g	0 — 0	0 — 0
W 37	2 — 1	1700g — 2800g	6 — 3	16 — 6
W 38	2 — 1	2200g — 2400g	3 — 1	6 — 1
M 42[b]	1 — 2	3250g — 3250g	0 — 1	0 — 4

[a] Erst- und Zweitgeborene von Drillingen. Die Drillingsschwester ist gesund, wog 2500g und hatte keine Geburtskomplikationen.
[b] Beide Probanden unterscheiden sich nicht merklich in der Krankheitsschwere

Tabelle A9. Zusammenstellung der retrospektiv erhobenen Daten zur Geburtsanamnese der zweieiigen Probanden (Zur Beurteilung von Zahl und Schweregrad der Komplikationen wurde die „Rating-Scala von *Fuchs*" aus *Parnas et al.* 1982 verwendet). Der kranke oder schwerer kranke Proband wird immer zuerst genannt.

Paar Nr.	Geburtsreihenfolge	Geburtsgewicht	Geburtskomplikationen Zahl	Schweregrad
M 3	2 — 1	2800g — 2500g	5 — 0	11 — 0
W 4	1 — 2	1800g — 1500g	3 — 3	9 — 9
M 5	1 — 2	1500g — 1500g	2 — 2	6 — 6
M 6	2 — 1	3700g — 3500g	4 — 2	9 — 3
W 10	1 — 2	2500g — 2000g	1 — 1	2 — 4
M 12	1 — 2	3200g — 3400g	0 — 0	0 — 0
M 13	1 — 2	2500g — 2300g	0 — 0	0 — 0
M 18	2 — 1	2700g — 3000g	0 — 0	0 — 0
W 20	2 — 1	2500g — 2300g	2 — 0	6 — 0
W 21[a]	2 — 3	1800g — 1300g	1 — 1	4 — 4
W 22	2 — 1	nicht bekannt	1 — 0	2 — 0
W 23	1 — 2	1300g — 1700g	1 — 1	4 — 4
W 24	2 — 1	1900g — 2100g	3 — 3	9 — 9
W 26[b]	3 — 1/2	1800g — 2000g	1 — 2/2	
M 30	3 — 1	3000g — 3000g	2 — 0	6 — 0
W 33	2 — 1	nicht bekannt	nicht bekannt	
M 34	1 — 2	2000g — 2500g	0 — 0	0 — 0
M 39	1 — 2	2500g — 1700g	2 — 2	3 — 5
M 40	1 — 2	1500g — 1500g	1 — 1	3 — 3
M 41	1 — 2	3350g — 3250g	0 — 0	0 — 0
W 43	1 — 2	4000g — 4000g	0 — 0	0 — 0
W 44	1 — 2	2000g — 3700g	3 — 2	9 — 7
W 45	2 — 1	nicht bekannt	nicht bekannt	
M 46	2 — 1	3150g — 3300g	3 — 2	7 — 2
M 47	2 — 1	4500g — 3500g	1 — 1	3 — 3

[a] Die erstgeborene Drillingsschwester war bereits verstorben. Sie war psychisch immer gesund und wog bei der Geburt 2300g und hatte keine Geburtskomplikationen

[b] Die Probandin ist die drittgeborene von dreieiigen Drillingen. Die beiden Schwestern sind gesund.

Tabelle A10. Händigkeit der eineiigen Probanden (Es bedeuten: RH = strikter Rechtshänder; NRH = Nichtrechtshänder, dabei wurden Ambidexter und strikte Linkshänder zusammengefaßt).

Paar Nr.	Index/Ko	Konkordant = K Diskordant = D	Händigkeit
W 1 - 1	Index		RH
W 1 - 2	Index	K1	RH
M 2 - 1[a]	Index		RH
M 2 - 2	Index	K1	RH
M 7 - 1	Ko		NRH
M 7 - 2	Index	D	RH
M 8 - 1	Index		RH
M 8 - 2	Index	K1	RH
W 9 - 1	Index		RH
W 9 - 2	Index	K1	RH
M 11 - 1	Ko		RH
M 11 - 2	Index	D	RH
M 14 - 1	Index		RH
M 14 - 2	Ko	K3	NRH
M 15 - 1	Index		RH
M 15 - 2	Index	K1	RH
M 16 - 1	Ko		RH
M 16 - 2	Index	D	RH

Tabelle A10. (Fortsetzung)

Paar Nr.	Index/Ko	Konkordant = K Diskordant = D	Händigkeit
W 17 - 1	Ko	D	RH
W 17 - 2	Index		RH
M 19 - 1	Ko	K1	RH
M 19 - 2	Index		RH
M 25 - 1	Index	K3	NRH
M 25 - 2	Ko		RH
W 27 - 1	Index	K1	RH
W 27 - 2	Ko		RH
M 28 - 1	Ko	D	RH
M 28 - 2	Index		RH
W 29 - 1	Index	K1	NRH
W 29 - 2	Index		RH
W 31 - 1	Ko	D	RH
W 31 - 2	Index		RH
W 32 - 1	Ko	K1	RH
W 32 - 2	Index		RH
W 35 - 1	Index	D	RH
W 35 - 2	Ko		NRH

Tabelle A10. (Fortsetzung)

Paar Nr.	Index/Ko	Konkordant = K Diskordant = D	Händigkeit
W 36 - 1	Index	K1	RH
W 36 - 2	Index		RH
M 37 - 1	Ko	K3	RH
M 37 - 2	Index		RH
W 38 - 1	Index	K1	RH
W 38 - 2	Index		RH
M 42 - 1	Index	K1	RH
M 42 - 2	Index		RH

[a] Die Probanden haben noch eine drittgeborene Drillingsschwester (RH)

Tabelle A11. Händigkeit der zweieiigen Probanden (Es bedeuten: RH = strikter Rechtshänder; NRH = Nichtrechtshänder, dabei wurden strikte Linkshänder und Ambidexter zusammengefaßt)

Paar Nr.	Index/Ko	Konkordant = K Diskordant = D	Händigkeit
M 3 - 1	Ko	D	NRH
M 3 - 2	Index		RH
W 4 - 1	Index	D	RH
W 4 - 2	Ko		RH
M 5 - 1	Index	D	RH
M 5 - 2	Ko		RH
M 6 - 1	Ko	K3	RH
M 6 - 2	Index		NRH
W 10 - 1	Index	K3	RH
W 10 - 2	Ko		RH
M 12 - 1	Index	K1	RH
M 12 - 2	Ko		RH
M 13 - 1	Index	D	RH
M 13 - 2	Ko		NRH
M 18 - 1	Ko	D	RH
M 18 - 2	Index		NRH
W 20 - 1	Ko	D	RH
W 20 - 2	Index		RH

Tabelle A11. (Fortsetzung)

Paar Nr.	Index/Ko	Konkordant = K Diskordant = D	Händigkeit
W 21 - 1	Index	K1	RH
W 21 - 2	Index		RH
W 22 - 1	Ko	D	RH
W 22 - 2	Index		RH
W 23 - 1	Index	D	NRH
W 23 - 2	Ko		NRH
W 24 - 1	Ko	D	RH
W 24 - 2	Index		RH
W 26 - 1/2[a]	Ko	D	RH
W 26 - 3	Index		RH
M 30 - 1	Ko	D	RH
M 30 - 2	Index		RH
W 33 - 1	Ko	D	RH
W 33 - 2	Index		RH
M 34 - 1	Index	D	RH
M 34 - 2	Ko		RH
M 39 - 1	Index	D	RH
M 39 - 2	Ko		RH

Tabelle A11. (Fortsetzung)

Paar Nr.	Index/Ko	Konkordant = K Diskordant = D	Händigkeit
M 40 - 1	Index	K1	RH
M 40 - 2	Index		RH
M 41 - 1	Index	K2	RH
M 41 - 2	Ko		RH
W 43 - 1	Ko	K1	RH
W 43 - 2	Index		RH
W 44 - 1	Index	D	RH
W 44 - 2	Ko		RH
W 45 - 1	Ko	D	RH
W 45 - 2	Index		RH
M 46 - 1	Ko	D	RH
M 46 - 2	Index		NRH
M 47 - 1	Ko	D	NRH
M 47 - 2	Index		NRH

[a] W 26 - 1/2 sind die gesunden erst- und zweitgeborenen von dreieiigen Drillingsschwestern (alle RH)

Literaturverzeichnis

Ackerknecht EH (1985) Kurze Geschichte der Psychiatrie. Enke, Stuttgart.
Achs R, Harper RG, Siegel M (1966) Unusual dermatoglyphic findings associated with rubella embryopathy. N Engl J Med 274:148-150.
Adams W, Kendell RE, Hare EH, Munk-Jörgensen P (1993) Epidemiological evidence that maternal influenza contributes to the aetiology of schizophrenia. Br J Psychiatry 163:522-534.
Akbarian S, Bunney WEjr, Potkin SG, Wigal SB, Habman JO, Sandman CA, Jones EG (1993) Altered distribution of nicotin-amide-adenine dinucleotide phosphate-diaphorase cells in frontal lobe of schizophrenics implies disturbance of cortical development. Arch Gen Psychiatry 50:169-177.
Allen G (1979) Holzinger's Hc revised. Acta Genet Med Gemellol 28:161-164.
Allen G, Harvald B, Shields J (1967) Measures of twin concordance. Acta Gen et Stat Med 17:475-481.
Allen G, Pollin W (1970) Schizophrenia in twins and the diffuse ego boundary hypothesis. Am J Psychiatry 127:437-442.
Allen G, Hrubec Z (1979) Twin concordance: A more general model. Acta Genet Med Gemellol 28:3-13.
Allen G, Parisi GA (1990) Trends in monozygotic and dizygotic twinning rates by maternal age and parity. Acta Genet Med Gemellol 30:317-328.
Alter M, Schulenberg R (1966) Dermatoglyphics in the rubella syndrome. JAMA 197:685-688.
American Psychiatric Association (1987) Diagnostic and Statistic Manual of Mental Disorders. 3rd ed. revised. APA, Washington DC.
American Psychiatric Association (1994) Diagnostic and Statistic Manual of Mental Disorders. 4th ed., APA, Washington DC.
Andreasen NC, Olsen SA (1982) Negative vs positive schizophrenia. Arch Gen Psychiatry 39:789-794.
Annett M (1970) A classification of hand preference by association analyses. Br J Psychology 61:303-321.
Arnold SE, Hyman BT, van Hoesen GW (1991) Cytoarchitectural abnormalities of the entorhinal cortex in schizophrenia. Arch Gen Psychiatry 48:625-632.
Baron M, Levitt M (1980) Platelet monoamine oxidase activity: relation to genetic load of schizophrenia. Psychiatry Res 3:69-74.
Barr A, Stevenson AC (1961) Stillbirths and infant mortality in twins. Ann Hum Genet 25:131-140.
Barr CE, Mednick SA, Munk-Jorgensen P (1990) Exposure to influenza epidemics during gestation and adult schizophrenia. Arch Gen Psychiatry 47:869-874).
Bartley AJ, Jones DW, Weinberger DR (1997) Genetic variability of human brain size and cortical gyral patterns. Brain 120 (Part 2):257-269.
Bateson G, Jackson D, Haley J (1956) Toward a theory of schizophrenia. Behav Sci 1:251-264.
Beckmann H, Franzek E (1992) Deficit of birthrates in winter and spring months in distinct subgroups of mainly genetically determined schizophrenia. Psychopathology 25:57-64.
Beckmann H, Fritze J, Lanczik M (1990) Prognostic validity of the cycloid psychoses. A prospective follow-up study. Psychopathology 23:205-211.

Beckmann H, Franzek E (1992) The influence of neuroleptics on specific syndromes and symptoms in schizophrenics with unfavourable long-term course. Neuropsychobiology (Pharmacopsychiatry) 26:50-58.

Beckmann H, Jakob H (1991) Prenatal disturbances of nerve cell migration in the entorhinal region: a common vulnerability factor in functional psychoses ? J Neural Transm (GenSect) 84:155-164.

Beckmann H, Franzek E, Stöber G (1996) Genetic heterogeneity in catatonic schizophrenia: A family study. Am J Med Gen (Neuropsychiatric Sec) 67:289-300.

Belmaker RH, Pollin W, Wyatt RJ, Cohen S (1974) A follow-up of monozygotic twins discordant for schizophrenia. Arch Gen Psychiatry 30:219-222.

Benirschke K, Kim CK (1973) Multiple pregnancy. N Engl J Med 288:1276-1284.

Bergström K, Bille B, Rasmussen F (1984) Computed tomography of the brain in children with minor neurodevelopmental disorders. Neuropediatrics 15:115-119.

Bertelsen A, Harvald B, Hauge M (1977) A Danish twin study of manic-depressive disorders. Br J Psychiatry 130:330-351.

Bischoff A (1959) Zur Pathologie des sozialen Paarverhaltens von Zwillingen in der Entwicklung. Diss., Berlin.

Bleuler E (1911) Dementia praecox oder Gruppe der Schizophrenien. Barth, Leipzig Wien.

Boklage CE (1977) Schizophrenia, brain asymmetry development, and twinning: Cellular relationship with etiological and possibly prognostic implications. Biol Psychiatry 12:19-35.

Braha HS, Torrey EF, Bigelow LB, Lohr JB, Linington BB (1991) Subtle signs of prenatal maldevelopment of the hand ectoderm in schizophrenia: a preliminary monozygotic twin study. Biol Psychiatry 30:719-725.

Bracha HS, Torrey EF, Gottesman II, Bigelow LB, Cunniff C (1992) Second trimester markers of fetal size in schizophrenia: a study of monozygotic twins. Am J Psychiatry 149:1355-1361.

Bracken H (1969) Humangenetische Psychologie. In: Becker PE (Hrsg.) Humangenetik, ein kurzes Handbuch. Vol I/2, pp 409-562. Thieme, Stuttgart.

Bradbury TN, Miller GA (1985) Season of birth in schizophrenia: a review of evidence, methodology, and etiology. Psychol Bull 98:569-594.

Breslin NA, Weinberger DR (1991) Neurodevelopmental implications of findings from brain imagine studies of schizophrenia. In: Mednick SA, Cannon TD, Barr CE, Lyon M (eds.) Fetal Neural Development and Adult Schizophrenia. pp 199-215. Cambridge University Press, Cambridge New York Port Chester Melbourne Syndney.

Brockington IF, Perris C, Kendell RE, Hillier VE, Wainwright S (1982) The course and outcome of cycloid psychosis. Psychol Med 12:97-105.

Buchsbaum MS, Mirsky AF, DeLisi LE, Morhisha J, Karson CN, Mendelson WB, King AC, Johnson J, Kessler R (1984) The Genain Quadruplets: Elektrophysiological, positron emission, and X-ray tomographic studies. Psychiat Res 13:95-108.

Bulmer MG (1970) The Biology of Twinning in Man. Clarendon Press, Oxford.

Campion E, Tucker G (1973) A note on twin studies, schizophrenia and neurological impairment. Arch Gen Psychiatry 29:460-464.

Cannon TD (1991) Genetic and perinatal sources of structural brain abnormalities in schizophrenia. In: Mednick SA, Cannon TD, Barr CE, Lyon M (eds.) Fetal Neural Development and Adult Schizophrenia. pp 174-198. Cambridge University Press, Cambridge New York Port Chester Melbourne Syndney.

Cannon TD, Mednick SA, Parnas J, Schulsinger F, Praestholm J, Vestergaard A (1993) Developmental brain abnormalities in the offspring of schizophrenic mothers. Arch Gen Psychiatry 50:551-564.

Casanova MF, Sanders RD, Goldberg TE, Bigelow LB, Christison G, Torrey EF, Weinberger DR (1990) Morphometry of the corpus callosum in monozygotic twins discordant for schizophrenia: a magnetic resonance imaging study. J Neurology Neurosurgery Psychiatry 53:416-421.

Cederlöf R, Friberg L, Johannson E, Kaij L (1961) Studies on similarity diagnosis in twins with the aid of mailed questionaires. Acta Genet Statist Med 11:338-362.

D'Amato D, Dalery J, Rochet T, Terra JL, Marie-Cardine M (1991) Saisons de naissance et psychiatrie. Etude retrospective d'une population hospitaliere. Encephale 17:67-71.

Davis J, Phelps A, Bracha HS (1995) Prenatal development of monozygotic twins and concordance for schizophrenia. Schizophr Bull 21:13-18

Erdmann J, Nöthen M, Stratmann M, Fimmers R, Franzek E, Propping P (1993) The use of microsatellites in zygosity diagnosis of twins. Acta Genet Med Gemellol 42:45-51.

Essen-Möller E (1941) Psychiatrische Untersuchungen an einer Serie von Zwillingen. Acta Psychiat Neurol Scand Suppl 23.

Essen-Möller E (1970) Twenty-one psychiatric cases and their co-twins. Acta genet (Basel) 19:315-317.

Falkai P, Bogerts B, Romuzek M (1988) Limbic pathology in schizophrenia: The entorhinal region - a morphometric study. Biol Psychiatry 24:515-521.

Feinleig M (1985) National Center for Health Statistics. Comparability of reporting between the birth Certificate and the 1980 National Natality Survey. Vital and Health Statistics. Series 2, No 99. DHHS Publication No (PHS) 86-1373. Superindentent of Documents, U.S. Government Printing Office, Washington DC.

Fischer M, Harvald B, Hauge M (1969) A Danish twin study of schizophrenia. Br J Psychiatry 115:981-990.

Fischer M (1971) Psychoses in the offspring of schizophrenic monozygotic twins and their normal co-twins. Br J Psychiatry 118:43-52.

Flor-Henry P (1985) Schizophrenia: Sex differences. Can J Psychiatry 30:319-322.

Fogel BJ, Nitowsky HM, Gruenwald P (1965) Discordant abnormalities in monozygotic twins. J Pediatrics 66:64-72.

Franzek E, Beckmann H (1991) Symptom- und Syndromanalyse schizophrener Langzeitverläufe. Nervenarzt 62:549-556.

Franzek E, Beckmann H (1992a) Schizophrenia: Not a disease entity? A study of 57 long-term hospitalized chronic schizophrenics. Europ J Psychiatry 6:97-108.

Franzek E, Beckmann H (1992b) Sex differences and distinct subgroups in schizophrenia. Psychopathology 25:90-99.

Franzek E, Beckmann H (1992c) Season-of-birth effect reveals the existence of etiologically different groups of schizophrenia. Biol Psychiatry 32:375-378.

Franzek E, Becker T, Hofmann E, Flöhl W, Beckmann H (1996) Is Computerized Tomography ventricular abnormality related to cycloid psychosis? Biol Psychiatry 40:1255-1266.

Franzek E, Schmidtke A, Beckmann H, Stöber G (1995) Evidence against unusual sex concordance and pseudoautosomal inheritance in the catatonic subtype of schizophrenia. Psychiatry Res 59: 17-24.

Franzek E, Beckmann H (1996) Gene-Environment interaction in schizophrenia: Season-of-birth effect reveals etiologically different subgroups. Psychopathology 29:14-26.

Franzek E, Beckmann H (1998) Different genetic background of schizophrenia spectrum psychoses: A twin study. Am J Psychiatry 155:76-83.

Friedrich W, Kabat vel Job O (1986) Zwillingsforschung international. Deutscher Verlag der Wissenschaften, Berlin.

Galton F (1876) The history of twins as a criterion of the relative powers of nature and nurture. J Anthropol Inst 5:391-406.

Gayle HD, Yip R, Frank MJ, Nieburg P, Binkin NJ (1988) Validation of maternally reported birth weights among 46637 Tennessee WIC program participants. Public Health Reports 103:143-146.

Gilmore JH, Perkins DO, Kliewer MA, Hage ML, Silva SG, Chescheir NC, Hertzberg BS, Sears CA (1996) Fetal brain development of twins assessed in utero by ultrasound: implications for schizophrenia. Schizophr Res 19:141-149.

Goedert JJ, Duliege AM, Amos CI, Felton S, Biggar RJ (1991) High-risk of HIV-1 infection for first-born twins. Lancet 338:1471-1475.

Goldberg TE, Ragland JD, Torrey EF, Gold JM, Bigelow LB, Weinberger DR (1990) Neuropsychological assessment of monozygotic twins discordant for schizophrenia. Arch Gen Psychiatry 47:1066-1072.

Goodman R (1988) Are complications of pregnancy and birth causes of schizophrenia? Dev Med Child Neurol 30:391-395.

Gottesman JI, Shields J (1966) Schizophrenia in twins: 16 years consecutive admissions to a psychiatric clinic. Br J Psychiatry 112:809-818.

Gottesman II, Shields J (1972) Schizophrenia and Genetics: A Twin Study Vantage Point. Academic Press, New York.

Gottesman II, Shields J (1976) A critical review of recent adoption, twin and family studies of schizophrenia: Behavioural genetics perspectives. Schizophr Bull 2:360-401.

Gottesman II, Shields J (1982) Schizophrenia: The Epigenetic Puzzle. Cambridge University Press, Cambridge.

Gottesman II, Bertelsen A (1989) Confirming unexpressed genotypes for schizophrenia. Risks in the offspring of Fisher's Danish identical and fraternal discordant twins. Arch Gen Psychiatry 46:867-872.

Gruhle HW (1932) Theorie der Schizophrenie. In: Bumke O (Hrsg.) Handbuch der Geisteskrankheiten. Neunter Band. Spezieller Teil V. Die Schizophrenie. Springer, Berlin Heidelberg New York.

Häfner H, Behrens S, DeVry J, Gattaz WF, Löffler W, Maurer K, Riecher-Rössler A (1991) Warum erkranken Frauen später an Schizophrenie? Erhöhung der Vulnerabilitätsschwelle durch Östrogen. Nervenheilkunde 10:154-163.

Hamilton WJ, Boyd JD, Mossman HW (1972) Human Embryology: Prenatal Development of Form and Function. pp 567-646. Heffer, Cambridge.

Harrow M, Quinlan D (1977) Is disordered thinking unique to schizophrenia? Arch Gen Psychiatry 34:15-21.

Harvald B, Hauge M (1965) Hereditary factors elucidated by twin studies. In: Neel JV (ed.) Genetics and the Epidemiology of Chronic Diseases. pp 61-76. Department of Health, Education and Welfare. Public Health Service puplication no 1163.

Heady JA, Heasman MA (1959) Social and biological factors in infant mortality. General Register Office, Studies on medical and population subjects, 159 HM Stationary Office, London.

Heinroth JC (1818) Lehrbuch der Störungen des Seelenlebens oder der Seelenstörungen und ihrer Behandlung. Bd.1. Vogel, Leipzig.

Hoffer A, Pollin W (1970) Schizophrenia in the NAS-NCR panel of 15909 veteran twin pairs. Arch Gen Psychiatry 23:469-477.

Holt SB (1986) The Genetics of Dermal Ridges. Charles C Thomas, Springfield IL.

Holzinger KJ (1929) The relative effect of nature and nurture on twin differences. J Educ Psychol 20:241-248.

Inouye E (1961) Similarity and dissimilarity of schizophrenia in twins. Proceedings of the Third World Congress on Psychiatry. Vol 1. pp. 542-530. University of Toronto Press, Montreal.

Inouye E (1972) Monozygotic twins with schizophrenia reared apart in infancy. Jap J Hum Genet 16:182-190.

Jackson DD (1959) A critique of the literature on the genetics of schizophrenia. In: Jackson DD (ed.) The Study of Schizophrenia. pp. 37-90. Basic Books, New York.

Jakob H, Beckmann H (1984) Clinical-neuropathological studies of developmental disorders in the limbic system in chronic schizophrenia. In: Schizophrenia. An Integrative View. XIV Congress CINP. Ricerca Scientifica ed Educazione Permanente. 39: Suppl. 81.

Jakob H, Beckmann H (1986) Prenatal developmental disturbances in the limbic allocortex in schizophrenia. J Neural Transmission 65:303-326.

Johnstone EC, Crow TJ, Frith CD, Husband J, Kreel L (1976) Cerebral ventricular size and cognitive impairment in chronic schizophrenia. The Lancet. 2:924-926.

Kabat vel Job O (1986) Verfahren zur Bestimmung der Zygosität. In: Friedrich W, Kabat vel Job O (Hrsg.) Zwillingsforschung international. Verlag der Wissenschaften, Berlin.

Kahlbaum K (1863) Die Gruppierung der psychischen Krankheiten und die Einteilung der Seelenstörungen. Kofemann, Danzig.

Kaiya H, Uematsu M, Ofuji M, Nishida A, Morikiyo M, Adachi S (1989) Computerized tomography in schizophrenia: familial versus non-familial forms of illness. Br J Psychiatry 155:444-450.

Kallmann FJ (1938) The Genetics of Schizophrenia. Augustin, New York.

Kallmann FJ (1946) The genetic theory of schizophrenia: An analysis of 691 schizophrenic twin index families. Am J Psychiatry 103:309-322.

Kallmann FJ, Roth B (1956) Genetic aspects of preadolescent schizophrenia. Am J Psychiatry 112:599-606.

Kay DWK, Roth MC (1961) Environmental and hereditary factors in the schizophrenias of old age (late paraphrenia) and their bearing on the general problem of causation in schizophrenia. J Ment Sci 107:649-686.

Kendler KS, Robinette CD (1982) Schizophrenia in the National Academy of Sciencess-National Research Council Twin Registry: A 16-year update. Am J Psychiatry 140:1551-1563.

Kendler KS (1983) Overview: A current Perspective on Twin studies of Schizophrenia. Am J Psychiat 140: 1413-1425.

Kendler KS (1989) Limitations of the ratio of concordance rates in monozygotic and dizygotic twins [letter]. Arch Gen Psychiatry 46:477-478.

Kendler KS, Pedersen NL, Farahmand BY, Persson P-G (1996) The treated incidence of psychotic and affective illness in twins compared with population expectation: a study in the Swedish Twin and Psychiatric Registries. Psychol Med 26:1135-1144.

Kinney DF, Jacobsen B (1978) Environmental factors in schizophrenia: new adoption study evidence. In: Wynne LC, Cromwell RL, Mattysse (eds.) The Nature of Schizophrenia: New Approaches to Research and Treatment. pp 38-51. Wiley, New York.

Kleist K (1925) Die gegenwärtigen Strömungen in der Psychiatrie. De Gruyter, Berlin Leipzig.

Kohl SG, Casey G (1975) Twin gestation. Mt Sinai J Med 42:523-539.

Kraepelin E (1909) Psychiatrie. 8. Auflage. Barth, Leipzig.

Kringlen E (1967) Heredity and Environment in the Functional Psychoses. Universitets-Forlaget, Oslo.

Kringlen E (1971) Beiträge der neueren Zwillingsforschung zur Frage der Ätiologie und Pathogenese der Schizophrenie. In: Bleuler M, Angst J (Hrsg.) Die Entstehung der Schizophrenie. Huber, Bern Stuttgart Wien.

Kringlen E, Cramer G (1989) Offspring of monozygotic twins discordant for schizophrenia. Arch Gen Psychiatry 46:873-877.

Kringlen E (1990) Genetical aspects with emphasis on twin studies. In: Kringlen E, Lavik NJ, Torgersen S (eds.) Etiology of Mental Disorder. University of Oslo, Oslo.

Krüger J, Propping P (1976) Rückgang der Zwillingsgeburten in Deutschland. Dtsch Med Wochenschr 101:475-480.

Kuban KCK, Leviton A (1994) Cerebral palsy. N Engl J Med 330:188-195.

Kulakowski S, Laroche JC (1980) Cranial computerized tomography in cerebral palsy. An attempt at anatomo-clinical and radiological correlations. Neuropediatrics 11:339-353.

Kurihara M (1959) A study of schizophrenia by the twin method. Psychiat Neurol Jap 61:1721-1741.

LaBuda MC, Gottesman II, Pauls DL (1993) Usefulness of twin studies for exploring the etiology of childhood and adolescent psychiatric disorders. Am J Med Genet 48:47-59.

Lanczik M, Fritze J, Beckmann H (1990) Puerperal and cycloid psychoses. Results of a retrospective study. Psychopathology 23:220-227.

Langman J (1977) Medizinische Embryologie. Deutsche Übersetzung von Drews U. Thieme, Stuttgart.
Leonhard K (1956) Aufteilung der endogenen Psychosen. Akademie, Berlin.
Leonhard K (1975) Ein dominanter und ein rezessiver Erbgang bei zwei verschiedenen Formen von Schizophrenie. Nervenarzt 46:242-248.
Leonhard K (1976) Genese der zykloiden Psychosen. Psychiat Neurol med Psychol 33:145-157.
Leonhard K (1978) Zwillingsuntersuchungen mit einer differenzierten Diagnose der endogenen Psychosen. Psychisch-soziale Einflüsse bei gewissen schizophrenen Formen. Psychiat Neurol med Psychol 28:78-88.
Leonhard K (1979) Über erblich bedingte und psychosozial bedingte Schizophrenien. Psychiat Neurol med Psychol 31:606-626.
Leonhard K (1986) Different causative factors in different forms of schizophrenia. Br J Psychiatry 149:1-6.
Leonhard K (1995) Aufteilung der endogenen Psychosen und ihre differenzierte Ätiologie. 7. neubearbeitete und ergänzte Auflage, Thieme Verlag, Stuttgart New York.
Lewis SW, Chitkara B, Reveley AM, Murray RM (1987a) Family history and birthweight in monozygotic twins concordant and discordant for psychosis. Acta Genet Med Gemellol 36:267-273.
Lewis SW, Reveley AM, Reveley MA, Chitkara B, Murray RM (1987b) The familial/sporadic distinction as a strategy in schizophrenia research. Br J Psychiatry 151:306-313.
Lewis SW, Chitkara B, Reveley AM (1989) Hand preference in psychotic twins. Biol Psychiatry 25:215-221.
Little RE (1986) Birthweight and gestational age: Mother's estimates compared with state and hospital records. Am J Public Health 76:1350-1351.
Little J, Bryan E (1986) Congenital anomalies in twins. Semin Perinatol 10:50-64.
Loehlin JC, Nichols RC (1976) Heredity, Environment, and Personality. University of Texas Press, Austin.
Loranger AW (1984) Sex differences in age at onset of schizophrenia. Arch Gen Psychiatry. 41:157-161.
Luchins D, Pollin W, Wyatt RJ (1980) Laterality in monozygotic schizophrenic twins: An alternative hypothesis. Biol Psychiatry 15:87-93.
Luxenburger H (1928) Vorläufiger Bericht über psychiatrische Serienuntersuchungen an Zwillingen. Z ges Neurol Psychiat 116:297-326.
Luxenburger H (1936) Untersuchungen an schizophrenen Zwillingen und ihren Geschwistern zur Prüfung der Realität von Manifestationserscheinungen. Z ges Neurol Psychiat 154:351-394.
Matheny AP, Wilson RS, Dolan AB (1976) Relations between twins' similarity of appearance and behavioral similarity: testing an assumption. Behav Genet 6:43-52.
Matheny AP (1979) Appraisal of parental bias in twin studies: ascribed zygosity and IQ differences in twins. Acta Genet med Gemellol (Roma) 28:155-160.
McArthur N (1953) Statisticts in twin birth in Italy. 1949 and 1950. Ann Eugen 17:249.
McGue M (1992) When assessing twin concordance, use the probandwise not the pairwise rate. Schizophr Bull 18:171-176.
McGuffin P, Farmer AE, Gottesman II, Murray RM, Reveley AM (1984) Twin concordance for operationally defined schizophrenia: confirmation of familiality and heritability. Arch Gen Psychiatry 41:541-545.
McManus IC (1980) Handedness in twins: A critical review. Neuropsychologia 18:347-355.
McNeil TF (1987) Perinatal influences in the development of schizophrenics. In: Helmchen H, Henn FA (Hrsg) Biological Perspectives of Schizophrenia. pp 125-138. Wiley, Chichester.
McSweeney D, Timms P, Johnson A (1978) Thyro-endocrine pathology, obstetric morbidity and schizophrenia: a survey of a hundred families with a schizophrenic proband. Psychol Med 8:151-155.

Mednick SA, Machon RA, Huttunen MO, Bonett D (1988) Adult schizophrenia following prenatal exposure to an influenza epidemic. Arch Gen Psychiatry 45:189-192.
Meisami E, Firoozi M (1985) Acetylcholinesterase activity in the developing olfactory bulb: a biochemical study on normal maturation and the influence of peripheral and central connections. Dev Brain Res 21:115-124.
Modrewsky K (1980) The offspring of schizophrenic parents in a North Swedish isolate. Clin Genet 17:191-201.
Morison J (1949) Congenital malformations in one of monozygotic twins. Arch Dis Child 24:214-218.
Mosher LR, Pollin W, Stabenau JR (1971) Identical twins discordant for schizophrenia. Neurological findings. Arch Gen Psychiatry 24:422-4530.
Munsinger H, Douglass A (1976) The syntactic abilities of identical twins, fraternal twins, and their siblings. Child Dev 47:40-50.
Murphy D, Wyatt RJ (1972) Reduced monoamine oxidase activity in blood platelets from schizophrenic patients. Nature 238:225-226.
Murray RM, Murphy DL (1978) Drug response and psychiatric nosology. Psychol Med 8:667-681.
Nasrallah HA, Schwarzkopf SB, Coffman JA, Olson SC (1991) Developmental brain abnormalities on MRI in schizophrenia: the role of genetic and perinatal factors. In: Mednick SA, Cannon TD, Barr CE, Lyon M (eds.) Fetal and Neural Development and Adult Schizophrenia. pp 216-223. Cambridge University Press, Cambridge New York Port Chester Melbourne Sydney.
Nelson KB, Ellenberg JH (1986) Antecedents of cerebral palsy: multivariate analysis of risk. N Engl J Med 315:81-86.
Neumann H (1859) Lehrbuch der Psychiatrie. Enke, Erlangen.
Newell-Morris LL, Fahrenbruch CE, Sackett GP (1989) Prenatal psychological stress, dermatoglyphic asymmetry and pregnancy outcome in the pigtailed macaque. Biol Neonate 56:61-75.
Nicholas JW, Jenkins WJ, Marsh WL (1957) Human blood chimeras. A study of surviving twins. Br Med J I:1458.
Nichols R (1965) The national merit twin study. In: Vandenberg S (ed.) Methods and Goals in Human Behavior Genetics. New York.
Nimgaonkar VL, Wessely S, Murray RM (1988) Prevalence of familiality, obstetric complications, and structural brain damage in schizophrenic patients. Br J Psychiatry 153:191-197.
O'Callaghan E, Larkin C, Waddington JL (1990a) Obstetric complications in schizophrenia and the validity of maternal recall. Psychol Med 20:89-94.
O'Callaghan E, Larkin C, Kinsella A, Waddington JL (1990b) Obstetric complications, the putative familial-sporadic distinction, and tardive dyskinesia in schizophrenia. Br J Psychiatry 157:578-584.
O'Callaghan E, Sham P, Takei N, Glover G, Murray RM (1991a) Schizophrenia after prenatal exposure to 1957 A2 influenza epidemic. Lancet 337: 118-119.
O'Callaghan E, Gibson T, Colohan HA, Walshe D, Buckley P, Larkin C, Waddington JL. (1991b) Season of birth in schizophrenia. Evidence for confinement of an excess of winter births to patients without a family history of mental disorder. Br J Psychiatry 158:764-769.
O'Kusky JR (1985) Synapse elimination in the developing visual cortex: a morphometric analysis in normal and dark-reared cats. Dev Brain Res 22:81-91.
Oldfield RC (1971) The assessment and analysis of handedness: The Edinburgh Inventory. Neuropsychologia 9:97.
Onstad S, Skre I, Torgersen S, Kringlen E (1991a) Twin concordance for DSM III-R schizophrenia. Acta Psychiatr Scand 83:395-401.
Onstad S, Skre I, Edvardsen J, Torgersen S, Kringlen E (1991b) Mental disorders in first-degree relatives of schizophrenics. Acta Psychiatr Scand 83:463-467.

Onstad S, Skre I, Torgersen S, Kringlen E (1992) Birthweight and obstetric complications in schizophrenic twins. Acta Psychiatr Scand 85:70-73.
Owen MJ, Lewis SH, Murray RM (1988) Obstetric complications and schizophrenia: a computed tomographic study. Psychol Med 18:331-339.
Owens DGC, Johnstone EC, Crow TJ, Frith CD, Jagoe JR, Kreel L (1985) Lateral ventricular size in schizophrenia: relationship to the disease process and its clinical manifestations. Psychol Med 15:27-41.
Oxenstierna G, Bergstrand G, Bjerkenstedt L, Sedvall G, Wik G (1984) Evidence of disturbed CSF circulation and brain atrophy in cases of schizophrenic psychosis. Br J Psychiatry 144:654-661.
Parnas J, Schulsinger F, Teasdale TW, Schulsinger H, Feldman PM, Mednick SA (1982) Perinatal complications and clinical outcome within the schizophrenic spectrum. Br J Psychiatry 140:416-420.
Parnas J (1991) Schizophrenia: etiological factors in the light of longitudinal high-risk research. In: Kringlen E, Lavik NJ, Torgersen S (eds.) Etiology of Mental Disorder. pp. 49-61. University of Oslo, Oslo.
Pearlson GD, Garbacz DJ, Moberg PJ, Ahn HS, dePaulo JR (1985) Symptomatic, familial, perinatal, and social correlates of computerized axial tomography changes in schizophrenics and bipolars. J Nerv Ment Dis 173:42-50.
Perris C (1974) A Study of Cycloid Psychosis. Acta Psychiatr Scand Suppl. 253.
Pfuhlmann B, Franzek E, Stöber G, Cetkovich-Bakmas M, Beckmann H (1997) On interrater reliability for Leonhard's Classification of endogenous psychoses. Psychopathology 30:100-105.
Plomin R, Willerman L, Loehlin JC (1976) Resemblance in appearance and the equal environments assumption in twin studies of personality traits. Behav genet 6:43-52.
Pollin W, Stabenau JR, Tupin J (1965) Family studies with identical twins discordant for schizophrenia. Psychiatry 28:60-76.
Pollin W, Stabenau JR, Mosher L, Tupin J (1966) Life history differences in identical twins discordant for schizophrenia. Am J Orthopsychiatry, 36:492-509.
Pollin W, Allen M, Hoffer A (1969) Psychopathology in 15909 pairs of veteran twins: Evidence for a genetic factor in the pathogenesis of schizophrenia and its relative absence in psychoneurosis. Am J Psychiatry 126:597-610.
Pollin W (1972) The pathogenesis of schizophrenia. Arch Gen Psychiatry 27:29-37.
Poltorak M, Wright R, Hemperly JJ, Torrey EF, Issa F, Wyatt RJ, Freed WJ (1997) Monozygotic twins discordant for schizophrenia are discordant for N Cam and L1 in CSF. Brain Res 751:152-154.
Pope HG, Lipinsky JF (1978) Diagnosis in schizophrenia and manic-depressive illness. Arch Gen Psychiatry 35:811-828.
Propping P (1983) Zwillingsforschung. In: Autrum H, Wolf U (Hrsg.) Humanbiologie. pp 143-153. Springer, Berlin Heidelberg New York Tokyo.
Propping P (1984) Norm und Variabilität - Der Krankheitsbegriff in der Genetik. Universitas 39:1271-1281.
Propping P (1989) Psychiatrische Genetik. Befunde und Konzepte. Springer, Berlin Heidelberg New York London Paris Tokyo Hong Kong.
Propping P, Krüger J (1976) Über die Häufigkeit von Zwillingsgeburten. Dtsch Med Wochenschr 101:506-512.
Price D (1950) Primary biases in twin studies: A review of prenatal and natal difference - producing factors in monozygotic pairs. Am J Hum Gent 2:293.
Putten DMV, Torrey EF, Larive AB, Merril CR (1996) Plasma Protein Variations in monozygotic twins discordant for schizophrenia. Biol Psychiatry 40:437-442.

Literaturverzeichnis 159

Quitkin F, Rifkin A, Tsuang MT, Kane JM, Klein DF (1980) Can schizophrenia with premorbid asociality be genetically distinguished from the other form of schizophrenia? Psychiatry Res 2:99-105.
Rakic P (1988) Specification of cerebral areas. Science 421:170-176.
Rausen AR, Seki M, Strauss L (1965) Twin transfusion syndrome. J Pediatr 66:613-628.
Reddy R, Mukherjee S, Schnur DB, Chin J, Degreef G (1990) History of obstetric complications, family history, and CT-scan findings in schizophrenic patients. Schizophr Res 3:311-314.
Reveley AM, Reveley MA, Clifford CA, Murray RM (1982) Cerebral Ventricular Size in twins discordant for schizophrenia. Lancet i:540-541.
Reveley AM, Reveley MA, Murray RM (1983) Enlargement of cerebral ventricles in schizophrenics is confined to those without known genetic predisposition [letter]. Lancet 2:525.
Reveley MA, Reveley AM, Clifford CA, Murray RM (1983) Genetics of platelet MAO activity in discordant schizophrenic and normal twins. Br J Psychiatry 142:560-565.
Reveley AM, Reveley MA, Murray RM (1984) Cerebral ventricular enlargement in non-genetic-schizophrenia: A controlled twin study. Br J Psychiatry 144:89-93.
Rieder RO, Rosenthal D, Wender P, Blumenthal H (1975) The offspring of schizophrenics. Arch Gen Psychiatry 32:200-211.
Rosanoff AJ, Handy LM, Plesset IR, Brush S (1934) The etiology of so-called schizophrenic psychosis. With special reference to their occurrence in twins. Am J Psychiatry 91:247-286.
Rosenthal D (1959) Some factors associated with concordance and discordance with respect to schizophrenia in monozygotic twins. J Nerv Ment Dis 129:1-11.
Rosenthal D (1963) The Genain Quadruplets. Basic Books, New York.
Sarna S, Kaprio J (1980) Optimization prozedures in twin zygosity by markers. Acta genet med gemellol 28:139-148.
Scarr S (1968) Environmental bias in twin studies. In: Vandenberg S (ed.) Progress in Human Behavior Genetics. Hopkins University Press, Baltimore.
Scarr S, Carter-Saltzman L (1979) Twin method: defence of a critical assumption. Behav Genet 9:527-542.
Schaumann B, Alter M (1976) Dermatoglyphics in Medical Disorders. Springer, New York.
Schepank H (1974) Erb- und Umweltfaktoren bei Neurosen. Tiefenpsychologische Untersuchungen an 50 Zwillingspaaren. Springer, Berlin Heidelberg New York.
Schepank H (1993) Why are monozygotic twins so different in personality? In: Bouchard TJjr., Propping P (eds.) Twins as a Tool of Behavioral Genetics. pp 139-146. Wiley, Chichester New York Brisbane Toronto Singapore.
Schmidt L (1986) Paarbeziehung und Persönlichkeitsentwicklung von Zwillingen. In: Friedrich W, Kabat vel Job O (Hrsg.) Zwillingsforschung international. Verlag der Wissenschaften, Berlin.
Schwarzkopf SB, Nasrallah HA, Olson SC, Coffman JA, McLaughlin JA (1989) Perinatal complications and genetic loading in schizophrenia: preliminary findings. Psychiat Res 27:233-239.
Seeman MV (1982) Gender differences in schizophrenia. Can J Psychiatry 27:107-112.
Sham P, O'Callaghan E, Takei N, Murray GK, Hare EH, Murray RM (1992) Schizophrenia following prenatal exposure to influenza epidemics between 1939 and 1960. Br J Psychiatry 160:451-466.
Shields J (1962) Monozygotic Twins. Oxford University Press, London.
Shields J, Gottesman II, Slater E (1967) Kallmann's 1946 schizophrenic twin study in the light of new information. Acta Psychiatr Scand 43:385-396.
Shields J, Gottesman II (1972) Cross-National diagnosis of schizophrenia in twins. Arch Gen Psychiatry 27:725-730.
Siemens HW (1924) Die Zwillingspathologie. Ihre Bedeutung. Ihre Methodik. Ihre bisherigen Ergebnisse. Springer, Berlin.

Slater E (1953) Psychotic and neurotic illness in twins. Med Res Counc Spect Dept Ser No 278. Her Majesty's Stationary Office, London.
Slater E, Cowie V (1971) The Genetics of Mental Disorders. Oxford University Press, London.
Sobel DE (1961) Infant mortality and malformations in children of schizophrenic women. Psychiatr Q 35:60-65.
Spellacy WN (1988) Antepartum complications in twin pregnancies. In: Gall SA (ed.) Clinics in Perinatology. Saunders, Philadelphia.
Spitz RA (1945) Hospitalism: an inquiry into the genesis of psychiatric conditions in early childhood. Psychoanal Study Child 1:53-74.
Spitzer RL, Williams JBW (1984) Structured clinical interview for DSM-III (SCID), 5/1/84 revision. Biometrics Research Department, York State Psychiatric Institute, New York.
Stabenau JR, Pollin W (1967) Early characteristics of monozygotic twins discordant for schizophrenia. Arch Gen Psychiatry 17:723-734.
Stevenson AC, Johnston HA, Stewert MIP, Golding DR (1966) Congenital malformations. A report of a study of series of consecutive births in 24 centres. Bull Wld Hlth Org Suppl. 34.
Stöber G, Franzek E, Beckmann H (1992) The role of maternal infectious diseases during pregnancy in the etiology of schizophrenia in the offspring. Europ Psychiatry 7:147-152.
Stöber G, Franzek E, Beckmann H (1993a) Schwangerschafts- und Geburtskomplikationen - ihr Stellenwert in der Entstehung schizophrener Psychosen. Fortschr Neurol Psychiat 61:329-337.
Stöber G, Franzek E, Beckmann H (1993b) Obstetric complications in distinct schizophrenic subgroups. Europ Psychiatry 8:293-299.
Stöber G, Franzek E, Lesch KP, Beckmann H (1995) Periodic catatonia: a schizophrenic subtype with major gene effect and anticipation. Eur Arch Psychiatry Clin Neurosci 245:135-141.
Strauss JS, Kokes RF, Klorman R, Sacksteder JL (1977) Premorbid adjustment in schizophrenia: concepts, measures, and implications. Part I: The concept of premorbid adjustment. Schizophr Bull 3:182-185.
Strik WK, Dierks T, Franzek E, Maurer K, Beckmann H (1993) Differences in P300-Amplitude and topography between cycloid psychosis and schizophrenia in Leonhard's classification. Acta Psychiatr Scand 87:179-183.
Strik WK, Fallgatter AJ, Stöber G, Franzek E, Beckmann H (1996) Spezific P300 features in patients with cycloid psychosis. Acta Psychiatr Scand 94:471-476.
Strömgren, E (1936) Zum Ersatz des Weinbergschen „abgekürzten Verfahrens". Zeitschr ges Neurol Psychiatrie 153:784-797.
Suddath RL, Christison GW, Torrey EF, Casanova MF, Weinberger DR (1990) Anatomical abnormalities in the brains of monozygotic twins discordant for schizophrenia. N Engl J Med 322:789-794.
Sydow G, Rinne A (1958) Very unequal „identical twins". Acta paediat 47:163-171.
Tienari P (1963) Psychiatric illness in identical twins. Acta Psychiat Scand Suppl 171:1-195.
Tienari P (1968) Schizophrenia in monozygotic male twins. In: Rosenthal D, Kety SS (eds.) The Transmission of Schizophrenia. Pergamon Press, New York.
Torgersen S (1979) The determination of twin zygosity by means of mailed questionaire. Acta genet med gemellol 28:225-236.
Torrey EF, Rawlings R, Waldman IN (1988) Schizophrenic births and viral diseases in two states. Schiz Res 1:73-77.
Torrey EF, Ragland JD, Gold JM, Goldberg TE, Bowler AE, Bigelow LB, Gottesman II (1993a) Handedness in twins with schizophrenia: was Boklage correct? Schizophr Res 9:83-85.
Torrey EF, Bowler AE, Rawlings R, Terrazas A (1993b) Seasonality of schizophrenia and stillbirths. Schizophr Bull 19:557-562.
Torrey EF, Rawlings RR, Ennis JM, Merrill DD, Flores DS (1996) Birth seasonality in bipolar disorder, schizophrenia, schizoaffective disorder and stillbirths. Schizophr Res 21:141-149.

Tsuang MT, Fowler RC, Cadoret RJ, Monelly E (1974) Schizophrenia among first degree relatives of paranoid and non paranoid schizophrenics. Compr Psychiatry 15:295-301.
Turner SW, Toone KB, Brett-Jones JR (1986) Computerized tomographic scan changes in early schizophrenia - preliminary findings. Psychol Med 16:219-225.
Vandenberg SG, Wilson K (1979) Failure of the twin situation to influence twin differences in cognition. Behav Genet 9:55-60.
Van Os J, Fañanas L, Cannon M, Macdonald A, Murray R (1997) Dermatoglyphic abnormalities in psychosis: a twin study. Biol Psychiatry 41: 624-626.
Videbech TH, Weeke A, Dupont A (1974) Endogenous psychoses and season of birth. Acta Psychiat Scand 50:202-218.
Vogel F, Motulsky AG (1986) Human Genetics. Springer, Berlin Heidelberg New York.
Wakita Y, Narahara K, Kimoto H (1988) Multivariate analysis of dermatoglyphics of severe mental retardates: An application of the constellation graphical method for discriminant analysis. Acta Med Okayama 42:159-168.
Weinberg W (1902) Beiträge zur Physiologie und Pathologie der Mehrlingsgeburten beim Menschen und Probleme der Mehrlingsgeburtenstatistik. Z Geburtshilfe Gynäkol 47:12.
Weinberg W (1909) Der Einfluß von Alter und Geburtenzahl der Mutter auf die Häufigkeit der ein- und zweieiigen Zwillingsgeburten. Z Geburtshilfe Gynäkol 65:318-324.
Weinberger DR (1987) Implications of normal brain development for the pathogenesis of schizophrenia. Arch Gen Psychiatry 44:660-669.
Weinberger DR, Berman KF, Torrey EF (1992a) Correlations between abnormal hippocampal morphology and prefrontal physiology in schizophrenia. Clinical Neuropharmacology 15 Suppl 1 pt A 393A-394A.
Weinberger DR, Berman KF, Suddath R, Torrey EF (1992b) Evidence of dysfunction of a prefrontal-limbic network in schizophrenia: a magnetic resonance imaging and regional cerebral blood flow study of discordant monozygotic twins. Am J Psychiatry 149:890-897.
Weltgesundheitsorganisation (1991) Internationale Klassifikation psychischer Störungen: Dilling H, Mobour W, Schmidt MH (Hrsg.) ICD 10. Huber, Bern Göttingen Toronto.
Wenar C, Coulter JB (1962) A reliability study of developmental histories. Child Development 33:453-462.
Wernicke C (1900) Grundriß der Psychiatrie in klinischen Vorlesungen. Barth, Leipzig.
Wilcox J, Nasrallah HA (1987) Perinatal distress and prognosis of psychotic illness. Neuropsychobiology 17:173-175.
Wyatt RJ, Murphy D, Belmaker R (1973a) Reduced monoamine oxidase activity in platelets: a possible genetic marker for vulnerability to schizophrenia. Science 173:916-918.
Wyatt RJ, Saavedra JM, Belmaker R, Cohen S, Pollin W (1973b) The dimethyltryptamine-forming enzyme in blood platelets: A study in monozygotic twins discordant for schizophrenia. Am J Psychiatry 130:1359-1361.
Zerbin-Rüdin E (1974) Vererbung und Umwelt bei der Entstehung psychischer Störungen. Wissenschaftliche Buchgesellschaft, Darmstadt.
Zerbin-Rüdin E (1980) Gegenwärtiger Stand der Zwillings- und Adoptionsstudien zur Schizophrenie. Nervenarzt 51:379-391.
Zipursky RB, Schulz SC (1987) Seasonality of birth and CT findings in schizophrenia. Biol Psychiatry 22:1288-1292.

Sachverzeichnis

Abort 120f,125
Adhäsionsmoleküle 24f
Adoptionsstudien 4
Affektive Psychosen 114
Affektvolle Paraphrenie 32,55,62,66,70,72,
79,84,86,96,112,135ff
Akut vorübergehende psychotische Störung
46,100f,124
Alterskorrektur 17,55ff
Altersunterschiede 48f,111
Amnionhöhle 5
Anaclitische Depression 116
Andere nichtorganische Störung 39,45,70
Angeborene Mißbildungen 6
Angst-Glücks-Psychose 33f,74,92,99,101f,
135,137f
Angstpsychose 73,75ff,82,89,91,98,100ff,135f
Anlage und Umwelt 3
Ähnlichkeitsvergleich 14,45,122
Atheoretische Diagnostik 1,106
Autistische Störung 85

Bezugsperson 116
Bezugsziffer 18,55f
Bonferroni-Korrektur 106f

Chorion 5f
Confusion of ego identity 115f,125
Corpus Callosum 29

Datenschutz 37
Dementia praecox 1f,113
Demographische Daten 48,111
Desorganisierte Schizophrenie 70,87
Dichoriale Zwillinge 6
Dichotomie 1f,113
Diagnostisch-prognostische Dichotomie 1
Diagnostische Heterogenität 118
Differenzierungsstreben 10
Differenzierte Nosologie 2
Diskordanz 12,15,24,26,29f,34f,39f

Dizygot 7,12,14
Dominant 10,32,35,43,110,114,124
DSM-III-R 2,20,35,38f,46-84,104ff,109f,118,
122,130
Durchschnittsalter 48

Eiigkeitsbestimmung 36,45,123
Eineiige Zwillinge 4,6,8,11ff,24f,114,116,124
Embryonalstadium 5,8
Erbe-Umwelt-Kontroverse 2
Erbgleichheit 14
Erkrankungsalter 18,48ff,56,104,111
Erkrankungsbeginn 49
Erkrankungsrisiko 12,25,32f,115,117
Ersthospitalisierung 49,69,112,139,141
Exogene Noxen 27,120
Expertenkonsens 2,109

Familiäre Häufung 4,8
Familienanamnese 29f,42,62-105,110,114
Familienbefunde 100,114
Familienstand 50,139f
Familienstudie 4
Familienmilieu 4
Fehlverschaltung 116
Funktionsverlust 116
Führungsrolle im Paar 10

Galtonsche Regel 9,33,110,119
Geburtendefizit 120
Geburtenkontrolle 9
Geburtenüberschuß 119,120
Geburtensaisonalität 119,120
Geburtsanamnese 34,42f,104f,109,117,123,
143f
Geburtsgewicht 10,12,28,105,108,118,143f
Geburtskomplikationen 12,28f,34f,42f,105f,
115,117-124,143f
Geburtsreihenfolge
28,35,105,109,118,143,145
Geisteskrankheit 2

Sachverzeichnis

Genain Quadruplets 29
Genetische Anlage 3
Genetische Defekte 120
Genetische Determiniertheit 17,28
Genetische Disposition 113,124
Genetische Variabilität 4
Genprodukt 3f
Geschlechtsunterschiede 111
Gruppe der Schizophrenien 1
Gyrus parahippocampalis 119

Händigkeit 24,35,43,107,110,124,145ff
Häufigkeit von Zwillingsgeburten 7
Hauptgen-Effekt 114
Hautfurchung 26
Hebephrenie 33,87,90,93f,137
Heritabilität 16f,19,60f
Heritabilitätsindex 17,60
Hypocampus 30

ICD-10 2,35,38ff,46f,49f,56,60-100,104ff,
109ff,118,123f,131ff
Index-Zwilling 14ff,22f,27ff,38f,42,45,56,60,
101ff,114ff,123f
Infektionskrankheiten 119,121
Intrapaar Vergleich 104
Intrauterine Milieuunterschiede 6,109
Irrwege der Genetik 3

Kataphasie 33,46,53ff,73,116,120f,125,136
Katatone Schizophrenie 64f,67,69,95
Katecholamine 31
Kernschizophrenie 110
Kindersterblichkeit 120f,125
Klassifikationssysteme 2,123f
Klinische Genetik 4f
Klinisch-empirische Forschungsrichtung 2
Kommunikation 11,116
Konkordanzbestimmung 38
Konkordanz(rate) 12-26,29,34-41,55,57-61,
108,113ff
Kontaminationsdiagnose 38
Ko-Zwilling 14,16,18,23,27ff,30f,35,38ff,45,
49,57f,61,117f,123
Krankheitsbegriff 2
Krankheitseinheit 2,113
Krankheitskontinuum 35,109,121,123,127
Krankheitsspektrum 113
Kurzkasuistiken 62,73,78,85

Langzeitprognose 52,112
Leonhard Klassifikation 34,38ff,41f,46,58f,
61-85,110,120,124

Manisch-depressive Krankheit 1f,113,124
Mehrlingsschwangerschaften 8
Migrationsstörung 118
Mißbildungsrisiko 6
Monoaminoxidase 30
Monochoriale Zwillinge 7
Monozygot 7,12,14
Motilitätspsychose 33f,63,67f,95,101f,115,135f
Multifaktorielle Vererbung 17,35
Mangel an Kommunikation 116

Nachuntersuchung 49ff,52-56,62-100,104,
110,112,139
N CAM 30
Neuronenmigration 119f
Neuroradiologische Befunde 28
Nicht näher bezeichnete nichtorganische
Störung 39,76,87
Nicht Rechtshänder 23,43,107
Nosologische Eigenständigkeit 114
Nosologisches Konzept VIII

Operationalisierte Diagnostik 2
Östrogene 111

Paarverbundenheit 11,115
Paarsituation 11f,34,43,106,110,117
Paranoia 86
Paranoide Schizophrenie 66,84,96f
Pathogene Umwelt 3
Perinatale Sterblichkeit 7
Periodische Katatonie 33,55,64f,69f,85,91,
135f
Phänotyp 3f
Plazenta 5,7,43
Polydiagnostischer Vergleich 106f
Polymorphe Mikrosatelliten 35,121
Polyovulation 8
Post-mortem Studie 119
Pränatale Entwicklungsstörungen 27
Prädisponierende Umweltnoxen 118
Pränatale Mortalitätsrate 7
Präpsychotische Persönlichkeitsunterschiede 32
Prognostische Diagnostik 3
Psychiatrische Diagnostik 122
Psychische Systeme 113

Regio entorhinalis 119
Reliabilität 38,109
Residuale Schizophrenie 66,81,85,90,94
Rollenverteilung 11,43,106,110,124

Schizoaffektive Störung 39f,66,70,72f,77,82, 91f,124
Schizophrene Untergruppen 115
Schizophrenes Spektrum 58,60,105
Schizophrenieähnliche Psychosen VII,34, 106,118,120
Schizophrenieformen 114
Schizophreniforme Störung 39,46,67,73f,77f, 84,89,111,124
Systematische Katatonie 86,137
Systematische Paraphrenie 97;
Systematische Schizophrenien 34,41f,46f, 58f,61,116,121,124f,127
Schulbildung 50ff,139,141
Schwangerschaftstrimenon 119,121,125
Schwangerschafts- und Geburtskomplikationen 12,43,115,117
Sensible postnatale Entwicklungsphase 113
Soziale Langzeitprognose 112
Soziale Lebenssituation 50
Spektrumpsychosen 49,57,111
Störung der Hirnreifung 119

Tochterindividuen 5
Totgeburten 120,125
Trophoblast 5f

Umweltfaktoren 2,4,12,14,35
Umweltkonstellation 4
Umweltlabil 4
Umweltstabil 4
Ungeschlechtliche Vermehrung 3,5
Unsystematische Schizophrenien 34,41,46f, 58f,61,114,121,124
Untergeordnet 11,32,35,43106,110,114,120, 124

Validität 108
Ventrikelweite(erweiterung) 28f,117
Verwirrtheitspsychose 33,75,78,83,93,101ff, 135,137f
Vererbung 2ff,17,35
Virusepidemien 118

Wahnhafte Störung 40,46f,62,80,86,99,131, 133

Wanderung der Neurone 119
Zeitgeist 2
Zweieiige Zwillinge 5ff,14,25f
Zwillingsdasein 14,25
Zwillingsentstehung 5,109
Zwillingserhebung 15ff,28,33,37,45,116,122
Zwillingsfeindschaft 11
Zwillingsforschung 4,12,14,113
Zwillingsmethode 4,10,13f
Zwillingsschicksal 11
Zwillingssituation 11
Zwillings-Transfusions-Syndrom 7,121
Zygosität 14,18,22,26,37f
Zykloide Psychosen 35,41,46f,49,55,58,61, 63,67f,73-78,82,89,91-95,98ff,104,111f,114, 118,121,124f,127

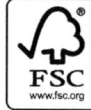

MIX
Papier aus verantwortungsvollen Quellen
Paper from responsible sources
FSC® C105338

If you have any concerns about our products,
you can contact us on
ProductSafety@springernature.com

In case Publisher is established outside the EU,
the EU authorized representative is:
**Springer Nature Customer Service Center GmbH
Europaplatz 3, 69115 Heidelberg, Germany**

Printed by Libri Plureos GmbH
in Hamburg, Germany